DIE TUBERKULOSE UND IHRE GRENZGEBIETE IN EINZELDARSTELLUNGEN
BEIHEFTE ZU DEN BEITRÄGEN ZUR KLINIK DER TUBERKULOSE UND SPEZIFISCHEN TUBERKULOSEFORSCHUNG
HERAUSGEGEBEN VON
L. BRAUER-HAMBURG UND H. ULRICI-SOMMERFELD
BAND 9

ALLGEMEINE EPIDEMIOLOGIE DER TUBERKULOSE

VON

A. GOTTSTEIN
BERLIN

MIT 14 ABBILDUNGEN

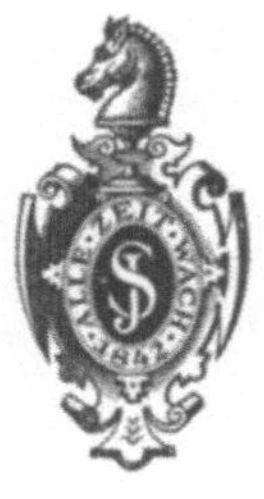

BERLIN
VERLAG VON JULIUS SPRINGER
1931

Softcover reprint of the hardcover 1st edition 1931

ISBN 978-3-642-47181-0 ISBN 978-3-642-47504-7 (eBook)
DOI 10.1007/978-3-642-47504-7

Inhaltsverzeichnis.

Einleitung.

Die *spezielle* Epidemiologie der Tuberkulose zu verfassen, übersteigt heute die Leistungsfähigkeit eines einzelnen Arbeiters. Zur Not kann die Darstellung einer *Statistik* der Tuberkulose von einem einzigen Forscher übernommen werden, der aber dann nicht nur ihre Methoden beherrscht, sondern auch über ausreichende Kenntnisse der Tuberkuloseprobleme verfügt. Dieser Aufgabe haben sich PRINZING in seinem „Handbuch der medizinischen Statistik", 2. Aufl. und TELEKY im „Handbuch der sozialen Hygiene und Gesundheitsfürsorge", Bd. 3, sowie im „Handbuch der gesamten Tuberkulosetherapie" von LÖWENSTEIN 1923, unterzogen. Auch ich habe versucht, im „Handbuch der Tuberkulose" von BRAUER, SCHRÖDER und BLUMENFELD, 3. Aufl. 1923, die wichtigsten Ergebnisse der Tuberkulosestatistik rein berichtend zusammenzustellen. Die spezielle Statistik der Tuberkulose ist demnach systematisch schon ausreichend behandelt. Sie ist aber erst die Voraussetzung für eine spezielle Epidemiologie und kann sie nicht ersetzen.

Auch der Versuch einer *allgemeinen* Epidemiologie, die in der Form einer Synthese nur die großen Grundgedanken herausheben will, bleibt angesichts der Fülle der verschiedenartigen Gesichtspunkte für einen einzelnen noch eine sehr schwierige und nur in Teilen lösbare Aufgabe. Es kommt ja aber weniger darauf an, für einen solchen Versuch das gesamte Material an Tatsachen und Theorien zusammenzufassen, als vielmehr allgemeine Gedanken abzuleiten und zu begründen, die Methoden für weitere Arbeit aufzustellen und durch Hinweis auf Lücken unserer Erkenntnis andere anzuregen. Bei einem solchen ersten Versuch müssen die allgemeinen methodischen Betrachtungen einen größeren Raum einnehmen und brauchte eine subjektive Einstellung nicht einmal vermieden zu werden. Auch war es nicht durchaus notwendig, das gesamte Schrifttum handbuchmäßig wiederzugeben, wofern nur diejenigen Feststellungen zu ihrem Rechte kamen, aus denen sich Ergebnisse ableiten ließen und die dem Leser ein vollständiges Bild unseres Wissens in der Berichtszeit gewähren.

Die Maße der Epidemiologie.

Die Epidemiologie befaßt sich mit Massenvorgängen, deren Einheit nicht der *Einzelfall* eines von einer infektiösen Erkrankung befallenen Lebewesens ist, sondern die *Summe* der aus einander entstehenden ursächlich zusammengehörigen Erkrankungen, gemessen mit den Maßstäben von Zeit und Raum (Örtlichkeit). Darum ist sie wie kaum ein anderes Fachgebiet der Medizin der rechnerischen Bearbeitung zugänglich. In einer Abhandlung in den „Ergebnissen der Hygiene, Bakteriologie und Immunitätsforschung" 1929, habe ich daher den Ausdruck der *rechnenden* Epidemiologie im Gegensatz zu der früheren überwiegend geschichtlichen und geographischen Behandlung gewählt. E. MARTINI hat in einem Vortrag auf der Königsberger Naturforscherversammlung 1930 statt dessen von *messender* Epidemiologie gesprochen. Die Aufgabe der rechnenden oder messenden Epidemiologie erstreckt sich zunächst auf die *zahlenmäßige Erfassung* der *Vorgänge* in ihrem Wechsel und nicht allein auf die zahlenmäßige Erfassung der *Zustände,* wie die Statistik. Das bedeutet aber doch, daß für die Bearbeitung epidemiologischer Vorgänge die *Statistik* ein grundlegendes Mittel der Forschung bleibt. Sie soll aber experimentelle und klinische, wie pathologisch-anatomische Methoden zur Aufklärung der Seuchenvorgänge weder entbehrlich machen noch gar ausschließen, sondern soll sie voraussetzen und ergänzen. Als selbständige und alleinige Methode zur Erweiterung unserer Kenntnisse kommt sie dort in Betracht, wo unausgefüllte Lücken unserer den naturwissenschaftlichen Methoden zugänglichen Kenntnisse über die Zusammenhänge bestehen. Im anderen Fall einer Stufe unseres Wissens, die für bestimmte Fragestellungen eine Erklärung der Zusammenhänge schon ermöglicht hat, wie sie uns zur Zeit als ausreichend für unser kausales Bedürfnis erscheint, ist die statistische Methode berufen und unentbehrlich, um als *Kontrolle* für die aus den *Beobachtungen* abgeleiteten *Schlüsse* herangezogen zu werden. Im übrigen ist es abwegig, beide Methoden gegeneinander auszuspielen, wie das früher gelegentlich geschah, und es sei zum Beweise der heute vorliegenden Klärung der Begriffe nur kurz auf die Äußerungen von GOTSCHLICH und KISSKALT hingewiesen, in denen der Erkenntniswert beider Methoden in Vergleich gesetzt wird.

Die *Statistik* in der rechnenden Epidemiologie dient zunächst der Nachforschung von Zusammenhängen in den Zuständen, das bedeutet voraussetzungsloses und methodisches Untersuchen, unter Verzicht auf ein von vornherein gestecktes Ziel. In zahlreichen Meinungsäußerungen unserer besten Forscher auf theoretischen Gebieten, die auch zu ernsteren gegensätzlichen Auffassungen geführt haben, ist aber im letzten Jahrzehnt immer wieder auf das *Doppelgesicht* der medizinischen Forschung hingewiesen worden, die nicht nur der theoretischen Arbeit dienen soll, sondern auch der praktischen Aufgabe der Heilkunst: zu heilen und vorzubeugen. Es sei an die Ausführungen von L. ASCHOFF erinnert, der sich überdies auf VIRCHOW beruft, wenn dieser mit dem Krankheitsbegriff die Gefährdung des Organismus verband. ASCHOFF hat weiter die Doppelstellung der pathologischen Anatomie hervorgehoben, weil diese sowohl teleologisch wie rein naturwissenschaftlich kausal zu denken verpflichtet sei. Daß aber unter einer solchen Voraussetzung für die statistische Behandlung einer epidemiologischen Frage größere und nicht immer unbedenkliche Gefahren erwachsen, und zwar methodisch schon dann, wenn die Erörterung eine Teilfrage aus einem viel größeren Komplex willkürlich heraushebt und dadurch in Unterschätzung der Zusammenhänge einen zu engen Ausgangspunkt wählt, hat der Behandlung vieler epidemiologischer Untersuchungen nur geschadet.

Die Frage des Einflusses von Heil- und Vorbeugungsverfahren auf den zahlenmäßigen Gang von epidemiologischen Vorgängen wird stets für den Arzt und Hygieniker im Vordergrund seiner Forderungen an statistische Feststellungen stehen. Sie wird daher in der Methodik zweckmäßig eine unter allen Umständen zu erörternde Aufgabe; aber sie darf stets nur als Teilfrage zu bezeichnen sein, die niemals losgelöst von anderen Zusammenhängen bearbeitet werden darf, die vielmehr immer im Gesamtrahmen und in Abwägung ihrer quantitativen Bedeutung im Vergleich zu anderen örtlich und zeitlich aktiven Vorgängen untersucht werden muß. Es ist aber für die Untersuchung von besonderem Reiz, neben die gewollten Änderungen der Krankenbewegung die ungewollten, schicksalhaft sich vollziehenden Bewegungen zu stellen und beide in ihrem gegenseitigen Größenverhältnis in Vergleich zu setzen. *Das gilt vor allem für eine chronische Krankheit wie die Tuberkulose.* Außerdem muß weiter eine scharfe kritische Stellungnahme zu der Frage verlangt werden, was man für eine *zahlenmäßige* Verwertung unter Heilungs- und Vorbeugungsmaßnahmen überhaupt zu verstehen hat.

Der Statistik als Methode epidemiologischer Forschung fallen die folgenden Aufgaben zu: Zunächst muß sie aus den Quellenwerken der amtlichen Zählungen sich dasjenige für sie notwendige Material ausziehen, das dort schon gesammelt ist; sie muß sehr findig sein, denn oft genug versagen diese Quellenwerke für die beabsichtigte Fragestellung. Das müßte häufig zum Abbruch längerer Untersuchungen führen, wenn nicht gerade dann die Statistiken irgendeines größeren Gemeindewesens, die zu ganz anderen Zwecken gemacht wurden, weiter Zusammenstellungen der sozialen Versicherung, und zuletzt die methodisch und inhaltlich ausgezeichneten Zahlenreihen größerer privater, wissenschaftlich exakt arbeitender Lebensversicherungsgesellschaften in Deutschland und in anderen Ländern wertvolle Ergänzung böten. Letzten Endes bleibt eben oft nichts anderes übrig als eigene Erhebungen anzuregen oder selbst vorzunehmen, die sich auf eine bestimmte Frage beziehen. Ist dieser Teil erledigt, so entsteht erst das zweite wichtigere und schwierigere Problem der strengsten kritischen Prüfung des gewonnenen Zahlenmaterials auf seine Brauchbarkeit. Hier liegen immer wieder Fußangeln vor, in denen der Gutgläubige, der sich von der benannten Zahl imponieren läßt, sich verfängt; nur weitgehende Zweifelsucht schützt einigermaßen. Es ist hier weder möglich noch erforderlich, ins einzelne zu gehen, es handelt sich gar nicht darum, daß auch die amtlichen Erhebungen über bestimmte Erkrankungen und deren Todesopfer von unvermeidlichen größeren Fehlern falscher Meldungen nicht frei sind. S. Rosenfeld hat über diese Fehlerquellen in seinem Bericht an den Völkerbund[1] eine größere sehr beachtenswerte Abhandlung geschrieben. Mit dieser hinlänglich bekannten Tatsache läßt sich immer noch arbeiten, sobald der Fehler sich in allen Zahlenreihen wiederholt und man die Größe dieses Fehlers berücksichtigt. Statistisches Arbeiten an dem aus den Quellenwerken entnommenen Material ist eben nicht identisch mit korrektem, aber gedankenlosen Anwenden der vier Rechnungsarten. Es handelt sich vielmehr darum, von vornherein nach unbekannten Fehlern und Unstimmigkeiten bei der Begriffsbildung, nach Zeit und Ort wechselnden Anschauungen bei der Abgrenzung der zahlenmäßig erfaßten Gruppen zu suchen; es muß daher jede einzelne Zahl, vor allem die im Quellenwerk schon ausgerechnete Relativzahl unter schärfste Kritik genommen werden, um zu prüfen, was die Zahlen zu sagen scheinen, und was sowohl Zähler und Nenner wirklich nach der Art ihrer Gewinnung bedeuten. Alles weitere ist dann meist nur ein Ergebnis des tatsächlichen Wissens, der Logik und Kritik und der Übung.

Aber die Statistik ist durchaus nicht die *alleinige* Methode der Epidemiologie, das Ziel dieses Arbeitsgebietes ist vielmehr die *Dynamik* der Seuchenbewegung ganz im Sinne der klassischen Mechanik. Die Zahlen müssen Leben gewinnen, sie müssen als der Ausdruck einer *Bewegung* angesehen werden. Eine Ausdehnung über die Statistik hinaus ist schon aus folgendem Grunde erforderlich. Mit der statistischen Tabelle allein kann man nur das Bestehen von Zusammenhängen dartun, günstigen Falles mit Hilfe anderer tatsächlicher Feststellungen auch noch wahrscheinlich machen, welcher Vorgang als Ursache, welcher als Folge aufzufassen ist. Dann aber sind die Folgerungen aus der statistischen Bearbeitung erschöpft. Man muß aber weiter kommen und dazu bedarf es weiterer wissenschaftlicher Methoden, schon um sich nicht in

[1] Veröff. d. Hyg. Komm. d. Völkerbundes **1925**, C.H. 284.

Hypothesen zu verlieren. Und diese Methodik findet sich durch Anlehnen an die Kinetik. Zwar sind heute die Hauptgrundlagen der klassischen Mechanik stark angefochten worden. In der modernen theoretischen Physik spricht man nach den Erklärungen ihrer bedeutendsten Vertreter nicht mehr von Naturgesetzen, sondern von mittleren Werten nach der Wahrscheinlichkeitsrechnung. Trotzdem haben die früheren Formulierungen noch heute für die Mehrzahl der durchschnittlichen Berechnungen ihre alte Bedeutung nicht eingebüßt; so sagt v. MISES in seiner Berliner Festrede vom 27. Juli 1930, in der er die Gründe gegen die allgemeine Gültigkeit der Kausalitätsgesetze in der Physik allgemeinverständlich auseinandersetzt und statt ihrer die Wahrscheinlichkeit gelten läßt, damit sei nicht gemeint, daß in einem irgendwie merklichen Bereich unserer *praktischen Handlungen* etwas anders werden sollte. Trotz des Geltens der nichteuklidischen Geometrie und der allgemeinen Relativitätstheorie werde praktisch der Feldmesser, der ein begrenztes Gelände ausmißt, sich der ebenen Trigonometrie bedienen und gelte der Satz, daß jede Veränderung eine Ursache besäße, nicht nur im praktischen Leben, sondern auch für fast alle Handlungen und Überlegungen des Wissenschaftlers in der Forschung. Auch für die Fragestellung der rechnenden Epidemiologie hat dieser Standpunkt in vollem Umfange zu gelten. Ja, die Übernahme der Sätze der klassischen Mechanik ist mehrfach schon in dem modernen internationalen epidemiologischen Schrifttum erfolgt, nur nicht mit bewußt gewordener Bezugnahme auf ihre Ausdrucksweise.

So läßt sich der erste NEWTONsche Satz der Mechanik ohne weiteres nutzbringend auf die Epidemiologie übertragen, daß jeder Körper in seinem Zustand der Ruhe oder dem der geradlinig-gleichförmigen Bewegung verharrt, außer wenn er durch eine *Kraft* zur *Veränderung* dieses Zustandes veranlaßt wird. Eine solche Veränderung der Bewegungsform kann auf eine Wirkung zwischen einem Körper und einer äußeren Kraft zurückgeführt werden. Die epidemischen Bewegungen irgendeiner bestimmten Erkrankung stellen wir durch die Erhebungen und Senkungen, gemessen an einem bestimmten Zeitmaß graphisch dar. Danach wäre der Befund eines Seuchenganges, der nach den Formeln der analytischen Geometrie als gerade Linie parallel oder geneigt zur Horizontalachse verläuft, der Beweis für das *Fehlen* von besonderen im untersuchten Zeitabschnitt einwirkenden Kräften oder aber auch von dem Gleichgewicht in der Stärke gleichgerichteter und entgegengesetzter Kräfte. Dagegen wäre ein kurvenmäßiges Abweichen von der Geraden das Zeichen des Einsetzens oder Fortfalls besonderer Kräfte oder aber einer Störung des früheren Gleichgewichtes. Eine solche Kurve hat in der Wirklichkeit bei kurzen Zeitabschnitten akuter Seuchensteigerung meist die Eigenschaft einer Parabel, weil den für den Anstieg oder das Absinken verantwortlichen Kräften aus inneren oder äußeren Gründen andere in beschleunigter Bewegung im Sinne der Mechanik entgegenwirken, die nach erreichtem Maximum die entgegengesetzte Richtung hervorrufen. Deshalb hat zutreffend E. MARTINI den Vergleich mit einer Geschoßbahn herangezogen.

Eine andere Darstellungsform finde ich in einem Aufsatz von SZOLNOKI; der Verfasser sucht einen gesetzmäßigen, mathematischen Ausdruck für die Wachstumskurve einer Pflanze. „Sie zeigt einen gesetzmäßigen Verlauf, der darin besteht, daß seine Geschwindigkeit zuerst langsam, dann stürmisch ansteigt, nach Erreichen des maximalen Wertes abflaut und dann stillsteht.“ Die von ihm wiedergegebene Kurve der Wachstumsgeschwindigkeit einer Edeltanne erreicht ihr Maximum von 35 m bei 20 Jahren und sinkt dann zum Nullpunkt im Raum von 20—150 Jahre. Es sei dies das Bild der den Physikern bekannten „aperiodisch gedämpften Schwingung“. Ein Beispiel sei die Bewegung eines Pendels, das sich in einer sehr dicken Lösung befindet, nach einem heftigen Stoß verläßt es die ursprüngliche Lage schnell und kehrt, sich immer langsamer bewegend in seine ursprüngliche Lage zurück, als Folge der Wechseländerung von Kraft und Widerstand. Auf S. 71 wird darauf hingewiesen, daß in der Frage der *Dauer* der tödlich verlaufenden Tuberkulose sich eine Kurve ergibt, „die mit dieser aperiodisch gedämpften Schwingung“ nahezu identisch ist.

Die angefügten Kurven (Abb. 1) sind die Darstellung einer solchen „aperiodisch gedämpften Schwingung“. Beide Kurven auf bestimmte Fragen angewendet sagen dasselbe in anderer Form. Für die Bestimmung der Dauer der Tuberkulose würde die Linie a die Größe der Todeszahlen für jeden einzelnen Zeitabschnitt, die Linie b den Prozentsatz der Gesamtzahl der bis zu einem bestimmten Jahr nach Feststellung des Beginns der Erkrankung eingetretenen Todesfälle ausdrücken. Auch die Kurve der Absterbeordnung der Tuberkulose nach K. FREUDENBERG (S. 65) zeigt einen ähnlichen Verlauf.

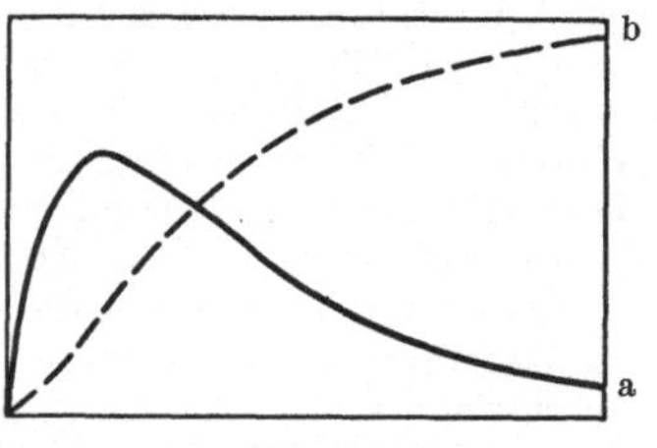

Abb. 1.
a —— Wachstumsgeschwindigkeit.
b - - - Wachstumskurve.

Andererseits müssen ungleich starke entgegengesetzt gerichtete Kräfte von *stetiger* Wirkung *regelmäßige periodische Schwankungen* hervorrufen, nach dem Beispiel eines nicht fest geschlossenen Wasserleitungshahnes, wo der Tropfen in regelmäßigen Intervallen fällt, sobald sein stetig anwachsendes Gewicht die Kohäsionskraft überstiegen hat, oder wie bei den LIESEGANGschen Ringen. Da es sich in der Wirklichkeit aber meist nicht um die *volle* Auswirkung einer *einzigen* Kraft, sondern um ein Zusammenwirken mehrerer Faktoren handelt, geschieht die Kraftwirkung nur in besonderen tatsächlich vorkommenden Ausnahmefällen mit der ganzen Energie des freien Falles, vielmehr meistens nach der Formel der schiefen Ebene, also in der Sinusfunktion der einsetzenden Kräfte.

Man muß zwar aus dem Übergang der geraden Linie zur Parabelform im Verlauf einer Seuchenkurve, also von der gleichmäßigen zur beschleunigten Bewegung auf das Einsetzen besonderer Kräfte schließen. *Welche Kräfte* epidemiologisch in Betracht kommen, kann sich aber nur aus der Betrachtung der *tatsächlichen Vorgänge* herausstellen, die dann auch schon begrifflich, ohne in eine brauchbare Formel gebracht zu werden, geltend gemacht werden können. Auch dies ist vielfach schon versucht worden.

So hat F. SCHÜTZ in seiner Studie über die Epidemiologie der Masern als die drei Kräfte die in Wirkung stehen, die Änderungen der Virulenz der Erreger, die Änderungen der Übertragungsmöglichkeiten und endlich die Änderungen in der Disposition der Menschen bezeichnet. Hierbei versteht er unter Disposition mit KISSKALT die Wahrscheinlichkeit, an einem einzigen Mikroorganismus zu erkranken; wo der Erreger nicht bekannt sei, müsse an dessen Stelle der Begriff des GOTTSTEINschen Kontagionsindex eingesetzt werden, d. h. die empirisch ermittelte Wahrscheinlichkeit der Erkrankungszahl unter 100 Angesteckten oder der Ansteckung ausgesetzten Menschen. Für diejenigen seuchenhaften

Erkrankungen, bei deren Übertragung Zwischenwirte aus der Klasse der Insekten eine Rolle spielen, hat MARTINI in mehreren scharfsinnigen Abhandlungen besondere Formeln angegeben und bei der noch komplizierteren Lage der Biocönose, des Gleichgewichts tierischer und pflanzlicher Parasiten in einem großen abgestimmten Organismus wie dem eines beforsteten Waldes, hat der praktisch so wichtige und gut ausgebildete Forschungszweig der Schädlingsuntersuchung wieder andere zahlenmäßige Methoden für das Gleichgewicht der einzelnen Schädlinge und dessen Störungen ausgearbeitet. Die Fassung von SCHÜTZ ist rein biologisch beschreibend und deshalb für die Rechnung noch nicht brauchbar. Unabhängig von ihm und leider ohne jede Berücksichtigung der deutschen tatsächlichen Feststellungen bei den von ihm behandelten epidemischen Krankheiten hat jüngst in einem sehr umfangreichen Werk der englische Tropenforscher GILL sich bemüht, ein einheitliches epidemiologisches Gesetz aufzustellen. GILL hat seinem breit angelegten Werk den Titel „Genesis of epidemics and the natural history of diseases" gegeben. Er geht davon aus, daß zwar die *qualitative,* ausschließlich auf die biologische Betrachtung der belebten Kontagien gerichtete Forschung spezifische Verschiedenheiten aller Epidemieformen zu ergeben scheint, bei einer rein *quantitativen* Betrachtung aber stelle sich heraus, daß *einheitliche* Gesichtspunkte für die Tatsache des epidemischen Anstiegs endemischer Seuchen möglich würden. Immer und bei allen Seuchenformen, seien sie biologisch auch noch so verschieden wie Influenza und Malaria, spielten nur vier Faktoren mit: Das Reservoir der Infektion, der Faktor des Parasiten, der Immunitätsfaktor und der Faktor der Übertragung. Je nach deren Gleichgewicht ergeben sich quantitativ erfaßbare Unterschiede, zeitlich und räumlich bei derselben Seuche, wie andererseits beim Vergleich verschiedener Seuchen. Er führt die Untersuchung auf dieses gleichartige Verhalten dann „induktiv" bei Malaria, Pest und Influenza während ihrer jahreszeitlichen und säkularen Schwankungen in Indien durch und kommt zu dem Ergebnis, daß bei quantitativer Bewertung der Abweichungen in den gesamten Faktoren die epidemischen Wellen auf einen einheitlichen Mechanismus zurückgeführt werden könnten, und daß die einzige Frage die genaue Erforschung dieses Mechanismus sei. Alle epidemischen Vorgänge hingen von einem Wechsel im Gleichgewicht des Infektions- und Immunitätsquantums ab. Unter Infektionsfaktor versteht er aber nicht die Schwankungen der Virulenz, wogegen er sich ausdrücklich verwahrt, sondern solche im Übertragungsfaktor, die stark von klimatischen, geographischen und anderen biologisch exogenen Vorgängen beeinflußt würden. Das Stadium der endemischen Höhe einer seuchenartigen Erkrankung stelle einen Zustand dar, in dem der Mensch und sein Parasit vollkommen mit ihren Umgebungseinflüssen im Gleichgewicht sich befänden, während epidemische Anstiege und Senkungen der Ausdruck einer teilweisen oder unvollständigen Anpassung seien.

Die Bedeutung der Auffassung von GILL ist in der Frage der rechnenden Epidemiologie der *Tuberkulose* darin zu sehen, daß die Wellenbewegungen einer endemischen Volkskrankheit als die Abweichungen vom gewöhnlichen Zustand, und daß die durchschnittliche Höhe als das jeweils gegebene Normale betrachtet werden. Dagegen liefern gerade die Wellenbewegungen nach oben und unten und die Erforschung ihrer Gründe zugleich das Material, um auch den Ursachen für diesen gewöhnlichen durchschnittlichen Stand der Erkrankungshöhe näher zu kommen. Und weiter läßt sich folgern, daß man zuweilen in der Untersuchung weiterkommt, wenn man sich um die Gründe für den *Abfall* der Kurve bemüht. Denn der Abfall hat im allgemeinen drei Gründe. Entweder erschöpft der jähe Anstieg sein eigenes Wirkungsmaterial, ebenso wie ein Feuerbrand in dem Maße abnimmt und erlischt, in dem das Feuer selbst das brandfähige Material vernichtet. Oder es werden automatisch durch die Ursachen des Anstiegs selbst entgegengesetzt gerichtete Kräfte frei gemacht, in vielen Fällen auch gewollt wirksam in Anwendung gebracht. Oder drittens kommt der Abfall dadurch zustande, daß die zeitlich bemessenen Ursachen für den früheren Anstieg von selbst in Wegfall kommen. Gelegentlich vereinen sich mehrere dieser Gründe. So kommt es am Ende einer Influenzaepidemie häufig zu einem Anstieg der

Tuberkulosesterblichkeit. Er ist nicht rein rechnerisch durch Beschleunigung des Todes Unheilbarer zu deuten, denn die Komplikation verschlimmert auch den Krankheitsverlauf Heilbarer. Der Abfall der Tuberkulosesterblichkeit unter den Durchschnitt nach einer Influenzaepidemie kommt dann auf Rechnung sowohl des Verschwindens der Influenza wie der Abnahme der Zahl Tuberkulöser nach der Übersterblichkeit durch verfrühtes Absterben. Aber die Auffassung von GILL, so sehr sie in ihrer Verallgemeinerung einen Fortschritt bedeutet, ist noch zu anthropozentrisch. Denn bei der Untersuchung der Seuchenbewegung nach den Gesichtspunkten einer Dynamik ist der allgemeinste Fall der der Biocönose, die ja in der angewandten Botanik heute zu hoher Bedeutung gelangt ist. Hier ist die Norm ein Gleichgewichtszustand zwischen höheren und niedern Pflanzen, höheren und niederen Tieren und den auf und von ihnen lebenden Kleinlebewesen; in ihrem Nahrungsbedarf „kontrollieren" sie sich gegenseitig; eine Komplikation liegt in der Abhängigkeit der einzelnen Lebewesen in Existenz und Vermehrung von den Jahreszeiten; jede Störung oder Steigerung in der Entwicklung und Vermehrung eines einzelnen Gliedes der Gemeinschaft führt zu Gleichgewichtsstörung bei anderen, die ihrer Zunahme bald günstig, bald abträglich sind. Ein schon einfacherer Fall ist der, mit dem sich E. MARTINI eingehender beschäftigt, das „dreieckige" Verhältnis, bei dem zwischen menschen-pathogenen Parasiten und Mensch ein Zwischenwirt mit eigenen Existenzbedingungen und einem von Jahreszeiten und Klima abhängigen Lebenszyklus eingeschaltet ist, die für die Beteiligung der Endglieder bestimmend werden. Denn nach MARTINI haben alle Gruppen pathogener Organismen Vertreter, welche durch andere Tiere in ihrer Existenz gestützt werden; diese Hilfeleistung anderer Organismen für Parasiten sei eine allgemeinere Erscheinung als die Blütenbestäubung durch Insekten. Der Krankheitserreger könne nicht nur mechanisch übertragen werden, sondern auch den Überträger und Wirt unter sehr feinen biologischen Anpassungen ausnützen. Durch diese Einmischung werden die einschlägigen menschlichen Seuchen nicht mehr nur von der Kultur, sondern auch von Boden und Klima abhängig und zwar auch in ihrem epidemiologischen Habitus. Je nach den Zwischenstufen in der Enge der Beziehungen zwischen Mensch, Erreger und Überträger gestalteten sich die Erscheinungen der Einzelkrankheitsformen. Hier erhalten jahreszeitliche oder säkulare Einwirkungen auf die Lebensbedingungen des Zwischenwirtes eine Bedeutung, die auch geringere oder sogar größere Ausschläge geben können als die Wirkung solcher Einflüsse auf Empfänglichkeit oder Hinfälligkeit des infizierten Menschen.

Viel leichter übersehbar sind dann die Vorgänge, bei denen der Parasit neben seinem Leben im bestimmten Großlebewesen nur noch eine selbständige Existenzmöglichkeit in der *unbelebten* Außenwelt besitzt. Die Faktoren im Sinne von GILL und E. MARTINI vereinfachen sich aber ganz außerordentlich noch weiter, wenn der spezifische Parasit und das durch ihn gefährdete Großlebewesen unmittelbar ohne belebte oder unbelebte Zwischenschaltung aufeinander eingestellt sind, d. h. wenn der Parasit nur in einem solchen lebensfähig und vermehrungsfähig ist und nach Verlassen des Wirts höchstens noch eine begrenzte Zeit infektionsfähig, aber nicht mehr existenzfähig ist. Es macht dabei keine großen Unterschiede, ob der Parasitismus nur für eine höhere Tierart oder für mehrere gilt. Für diese Beziehungen können wir zwei Grenzfälle feststellen, zwischen denen Übergänge bestehen. Für den ersten Fall sind Milzbrand, Psittakose und Tularämie Beispiele, wo die Krankheit beim Tier vorherrscht, aber bei gelegentlicher Übertragung auch dem Menschen gefährlich wird. Der zweite Grenzfall ist der, bei dem die Krankheiten ohne sich zu beeinflussen, bei Menschen und bestimmten Tierarten sich finden, aber die Quellen ihrer Weiterverbreitung in den Krankheitsfällen der eigenen Rasse haben. Diesem Typus kommt das Verhalten der Tuberkulose sehr nahe, abgesehen von der Tiermilchinfektion der Kinder. Dieser verhältnismäßig einfachere Fall gilt für den *Tuberkelbacillus als Seuchenerrger*. Die Zahl der Bedingungen im Sinne von GILL verringert sich demnach hier auf „Infektions- und Immunitätsquantum".

Der Versuch einer *Dynamik* der Seuchenbewegung im Sinne der klassischen Mechanik wird manchem verfrüht erscheinen, zumal in der Anwendung auf chronische Seuchen. Möglich und notwendig aber ist schon heute eine messende Epidemiologie in der Form des Rechnens wie im Sinne des Rechnens der Wirtschaft. In jedem selbst kleinen Betrieb wird die Aufstellung des Haushaltes, das Verhältnis der Einnahmen zu den Ausgaben, Überschuß oder Defizit genau festgestellt und so Klarheit über die Verhältnisse gewonnen. In diesem Sinne aufgefaßt wird die Forderung einer rechnenden Epidemiologie keinen Einspruch erfahren. Aber auch für die weitere Fassung des Begriffes ist hier niemals gemeint, daß eine mathematische Formel etwa die Beobachtung ersetzen könne. Schon JOHANNSEN in seiner Erblichkeitslehre, 3. Aufl., hat scharf genug betont, daß ein solcher Versuch wertlos ist, wenn er sich nicht auf biologische Tatsachen stützt, und daß die Formel nur Hilfsmittel für das Verständnis, nicht Selbstzweck ist.

Die Bewertung der Maßstäbe.

Als die Unterlage für die Beurteilung des Wirkungsgrades der auf den epidemiologischen Gang einwirkenden Kräfte wurde der Gang der Kurven hingestellt, und wir versuchen, das gestörte Gleichgewicht, aber auch die Art und die Höhe der Wirkung dieser Kräfte aus den Einzelkurven und viel häufiger noch aus dem Vergleich des Kurvenganges mehrerer Vorgänge zu verschiedenen Zeiten und an verschiedenen Orten, bei denen das Wirken besonderer Kräfte bekannt oder erforschbar ist, zu erschließen. Aber wegen der grundlegenden Bedeutung der Kurven ist es von besonderer Wichtigkeit, zuerst die *Zuverlässigkeit der Maßstäbe* zu prüfen, mit deren Hilfe die Kurven gewonnen werden. Wir legen den Kurven zunächst die *Mortalität* zugrunde, d. h. das Verhältnis der Todesfälle an einer bestimmten seuchenhaften Erkrankung zur Einheit der untersuchten Gesamtbevölkerung oder einer bestimmten Altersklasse oder Gruppe. Wir entnehmen diese Zahlen den amtlichen Quellenwerken und können hier von den bekannten erheblichen Fehlern der amtlichen Mortalitätsstatistik absehen, deren Zuverlässigkeit vom guten Willen oder Vermögen der Meldepflichtigen abhängig war. Aber es ist für die Epidemiologie schon lange als notwendig anerkannt worden, daß dieser Begriff der Mortalität zerlegt werden muß in seine zwei *Teilbegriffe*, die Erkrankungszahl (Mb) und die Tödlichkeit der Erkrankungen (Lt). Es ist $\mathrm{Mt} = \mathrm{Mb} \times \mathrm{Lt}$ oder, da $\mathrm{Lt} = \frac{n}{100}$ ($\mathrm{Mb} = 1$) ist, $\mathrm{Mt} = \frac{n}{100}\,\mathrm{Mb}$.

Auch hier muß betont werden, daß die Ermittlung der Erkrankungsziffer mit einem noch erheblich größeren Fehler behaftet ist als die der Mortalität. Aber da aus je zwei dieser Zahlen die dritte berechenbar ist, hat man lange geglaubt, sich dadurch helfen zu können, daß man die Morbidität einfach aus der Mortalität und Letalität ermittelte. Schematisch kann man nun weiter gelten lassen, daß im allgemeinen die Vorbeugung vermindernd auf die Morbidität, die Therapie durch erfolgreiche Heilmethoden vermindernd auf die Letalität wirkt. In großen Zügen trifft das ja zu, es bedarf aber der Kontrolle an den vielen Einzelheiten. Denn das Schema stimmt nicht stets, gar nicht so selten sind stärkere Einwirkungen mächtig genug, die *beiden* Zahlenwerte gleichgerichtet zu verändern. So kommen wirtschaftliche und kulturelle Notstände vor, die sowohl die Krankheitshäufigkeit als auch die Tödlichkeit steigern wie umgekehrt. Trotzdem aber steht immer die Zerlegung der Mortalität in ihre zwei Faktoren im Vordergrund jeder Zweckuntersuchung, denn an sie knüpft die für die Tuberkulose wichtige und viel erörterte Frage nach den Anteilen von Heil- oder von Vorbeugungsverfahren an der Abnahme der Sterblichkeit an. Wie jeder einsieht, kann die Mortalität gleich bleiben, wenn ihre beiden Faktoren gleich stark in entgegengesetzter Richtung sich ändern. Sie kann steigen oder sinken, wenn beide gleichgerichtet sich ändern, oder wenn der eine stärker sinkt als der andere ansteigt. Schon deshalb müssen beide Faktoren getrennt untersucht werden, denn aus dem Absinken der Mortalität allein darf nicht, wie das so häufig geschieht, geschlossen werden, daß ein bestimmtes im Vordergrund der Erörterung stehendes, mit Recht als wirksam erkanntes Heil- oder Vorbeugungsmittel die alleinige Ursache und die vollständige ist.

Es kann ein operativer Eingriff noch so wirksam sein, und, was wichtiger ist, noch so verbreitet und rechtzeitig in Anwendung kommen, und dennoch kann die Mortalität stetig ansteigen. Es wurden wiederholt Beispiele angeführt und K. FREUDENBERG hat neuerdings diese Frage eingehend erörtert. Das überzeugendste Beispiel scheint mir immer wieder die Appendicitis zu sein. Die erfolgreiche Operation ist Allgemeingut. Die Indikationen wurden ausgedehnt; die Frühoperation im Intervall verhütet bestimmt zahlreiche Katastrophen eines lebensgefährlichen Anfalles im späteren Lebensalter und doch steigt die Mortalitätskurve, mit Unterbrechung durch einen kurzen und unerheblichen Abfall in der Zeit der Ernährungsschwierigkeiten 1916/17, heute stetig, weil die Ursachen für das Anwachsen der Morbidität zahlenmäßig stärker ins Gewicht fallen als die Gründe für die erfolgreiche Senkung der Letalität durch die Verallgemeinerung der operativen Behandlung. Auch bei der Erörterung des Absinkens der Diphtheriemortalität nach Einführung des Heilserums wurde lange Zeit die Trennung der beiden Faktoren nicht ausreichend vorgenommen. Der von allen älteren Klinikern betonte therapeutische Nutzen des Heilserums soll nicht erörtert werden, aber die Morbidität der Diphtherie ist, wenn auch in anderer Kurvenform, annähernd so stark wie die des Scharlachs im Beobachtungszeitraum stärker abgesunken als die Letalität, an deren Abfall sofort mit dem Einsetzen der Antitoxinbehandlung übrigens auch der Verzicht auf die damalige polypragmatische örtliche Behandlung einen beträchtlichen Anteil hatte. Klar liegt die Frage beim Abdominaltyphus, wo die Letalität annähernd die gleiche geblieben ist, und die steile Abnahme daher allein auf dem Absinken der Morbidität beruht. Trotz der unbestreitbaren Wirkung der Schutzpockenimpfung ist nicht einmal für die Pocken die Entscheidung eindeutig, weil neuerdings eine starke Abnahme der Tödlichkeit bei nicht geimpften Pockenkranken in ganzen Ländern und großen Epidemien hervortrat.

Das bisher Gesagte betrifft elementare Selbstverständlichkeiten, die nur erwähnt werden mußten, weil immer wieder gegen sie verstoßen wird. Grundsätzlich viel wichtiger wegen der Abwägung der Erfolge von Vorbeugung oder Behandlung bei der Tuberkulose ist die Frage vom *gegenseitigen Verhältnis* der jeweiligen Absenkung oder Erhöhung von Mortalität oder Letalität. Diese Frage erschien meist nicht erforderlich und ist deshalb noch nicht eingehender erörtert, sondern nur gelegentlich gestreift worden. In der Formel: Mt = Mb . Lt $\left(Lt = \frac{n}{100}\right)$ ist Mb nur im absoluten Wert eine ganze und zwar sehr hohe Zahl von mehreren Stellen. Lt ist ein Bruch, dessen Wert zwischen 0 und 1 liegt, der also eine Sinusfunktion darstellt. Aber selbstverständlich hat es keinen Sinn, hier trigonometrisch zu rechnen, wo man mit einfachen Multiplikationen ohne Logarithmen auskommt, und selbstverständlich bleibt Mt gleich, wenn Mb um einen genau so großen Multiplikator ansteigt wie der, durch den Lt dividiert wird und umgekehrt. Eine doppelt so große Morbidität wird durch eine halbierte Letalität aufgehoben. Die Frage ist aber doch die, ob und unter welchen Bedingungen die verursachenden *Kräfte,* die beide Größen um gleiche Werte herabsetzen oder steigern, gleich stark sind; ist wirklich nur die gleiche Kraft erforderlich, um die Letalität zu halbieren, welche ausreicht, um die Erkrankungsziffer auf die Hälfte herabsetzen? Von vornherein liegt nicht der mindeste Grund vor, eine einfache Proportion für die Kräfte anzunehmen, von denen eine die Vorbeugung, die andere die Behandlung einbezieht.

Das mechanische Sinnbild dieses Vorganges ist ein zweiarmiger Hebel mit ungleichen Hebelarmen. Die Gleichheit der Hebelarme wie bei der Waage ist nur ein spezieller Fall, der selten genug vorkommen wird. Wenn der eine Hebelarm um so viel gesenkt wird wie der andere gehoben wird, so bedarf es, um den Hebel im Gleichgewicht zu halten, der Länge der Hebelarme entsprechend umgekehrt proportionaler Kräfte. Außerdem handelt es sich in der Wirklichkeit nicht um eine einzige Kraft, sondern um mehrere gleichgerichtete oder entgegengesetzt gerichtete Kräfte, die im Parallelogramm ihrer Größe einwirken, und zwar auch hier wieder an jedem Hebelarm ungleich, also wieder in einer Sinusfunktion beiderseits verschieden großer Winkel. Von vornherein muß angenommen werden, daß ganz verschieden starke Kräfte einwirken, um auf der Seite der Morbidität oder Letalität die zahlenmäßig gleiche Wirkung hervorzurufen. Natürlich lassen sich aber aus solchen Voraussetzungen überhaupt noch keine praktischen Schlüsse ziehen. Sie dienen ausschließlich dazu, die Notwendigkeit der Fragestellung zu begründen, entscheidend bleibt eben die Erörterung der tatsächlichen Vorgänge und dann stellt sich heraus, daß die Sachlage nicht nur für die einzelnen Seuchenformen, sondern auch für dieselbe Seuche nach Zeit und Ort je nach den äußeren Bedingungen, dem Zustand der Wirtschaftslage, Kultur, aber auch der Heilkunde und Gesundheitspflege verschieden ausfällt und nicht einfach ist.

Es liegt ja schon im Charakter der Epidemie, daß bei dem Faktor der *Morbidität* gerade die *absoluten* Zahlen besonderen Eindruck machen, selbst wenn man nur die typisch Erkrankten und nicht die rudimentären Formen oder gar die gesundbleibenden Keimträger mit einrechnet, zumal viele Epidemien oft plötzlich sehr steil absinken oder ansteigen. Die Steilheit des Kurvenanstieges oder -abstieges deutet unbedingt auf leichte Beweglichkeit oder auf sehr starke Kräfte hin, gleichgültig ob sie durch gleichzeitige Verbreitung eines Kontagiums auf viele Menschen oder durch rasche Übertragung von der Umwelt oder von wenigen auf die zahlreichen Menschen der näheren oder entfernteren Umgebung oder durch beides zugleich geschieht. Betrachtet man dagegen die *relativen* Werte, so bewegt sich, auch bei schweren, kurz zusammengedrängten positiven Epidemiewellen mit geringerer Amplitude die Gesamtzahl um niedrigere Prozente der betrachteten Bevölkerung. Ja sogar bei einer Pandemie wie der Influenza ergaben sich in geschlossenen und darum leichter rechnerisch erfaßbaren Bevölkerungsgruppen für die Größe des Anstieges Prozentzahlen von nicht viel über 30, bei der Choleraepidemie in Hamburg 1892 von 3%, bei der Typhusepidemie 1926 in Hannover Zahlen von 0,65 auf 1000, bei der schweren Diphtherieepidemie 1884/86 konnte die außerordentlich hohe Sterbezahl der Kinder aus einer Erkrankungszahl von wenigen Prozent der betrachteten Altersgeneration hervorgehen. Die Erkrankungszahlen bei den akuten Epidemien des zentralen Nervensystems betragen selbst in den bösartigen Epidemien nur Bruchteile auf 10000. Die Wellen selbst treten also nur wegen ihres Maßstabes so steil auf, der die Mortalität in einem kurzen Zeitlauf darstellt, sind aber, an der Höhe der Bevölkerung gemessen, nicht besonders hoch. Immerhin ist in den genannten Fällen das Gleichgewicht häufig so labil, daß es verhältnismäßig geringer Kraft bedarf, um hier starke Schwankungen zu erzeugen. Stets aber ist Höhe und Länge der Morbiditätswelle eine Funktion des Kontagionsindex, d. h. des Verhältnisses der Erkrankenden zu den Infizierten; daneben spielt die Inkubationsdauer eine untergeordnetere Rolle. Was uns also in den genannten Fällen den Ausbruch einer Epidemie von Cholera, Typhus, Scharlach so eindrucksvoll macht, ist nicht die Höhe der Steigerung in der Berechnung auf die gleiche Zahl der Lebenden, sondern das *Verhältnis von Höhe und Amplitude der Welle.*

Deshalb gewinnt gerade für die Epidemiologie der Tuberkulose eine Betrachtung besondere Bedeutung, die der amerikanische Biostatistiker RAYMOND PEARL in seinem Buche „Studies in human biology" 1924 für die Influenza anstellte. Er setzte die gesamte positive Seuchenwelle als Masse von der Form eines Dreiecks ein und berechnete als Indexwerte die „Peactime ratio", d. h. die Höhe des Epidemiegipfels P und die Dauer der Epidemien in Wochen T; betrug die spezifische Sterblichkeit vor Ausbruch der Epidemien den Wert von M, so ist ihre Intensität $I = \frac{P\text{-}M}{T}$. Übernimmt man den Vergleich der Morbidität mit einem Dreieck, so ergibt sich die Gesamtsumme der Morbidität einer Epidemiewelle als Teil eines Produkts von Grundlinie und Höhe. *Daraus erhellt mit einem Blick der Unterschied in der Bewertung der Tuberkulosemorbidität im Vergleich mit derjenigen etwa einer Typhus- oder Choleraepidemie.* Einer Grundlinie von etwa höchstens weniger Monate Dauer im zweiten Fall steht bei der Tuberkulose eine solche von vielen Jahren gegenüber.

Daraus ergeben sich die Folgerungen für die Möglichkeiten einer gewollten Beeinflussung der Tuberkulose durch Vorbeugung und Behandlung, die im letzten Abschnitt eingehend gezogen werden.

Die Ergebnisse der Messungen.

Bei allen endemischen übertragbaren Krankheiten fallen zunächst vier Faktoren ins Gewicht: die Häufigkeit, die Dauer, der Ausgang und die Bindung an ein bestimmtes Lebensalter. *In sämtlichen vier Punkten ragt die Tuberkulose über alle anderen infektiösen epidemischen Erkrankungen weit hinaus.* Was die Häufigkeit betrifft, mit ihren Auswirkungen auf die Todesziffer, so kamen z. B. zu Anfang des Jahrhunderts bei 100 000 Lebenden in Deutschlands Großstädten auf

Scharlach . .	24	Todesfälle
Masern . . .	23	„
Typhus . .	11	„
Diphtherie .	28	„
Tuberkulose	223	„

Seitdem ist die Tuberkulose auf weniger als die Hälfte zurückgegangen, die genannten anderen Krankheiten aber um das Vielfache stärker. Was die Dauer betrifft, so rechnen die anderen Krankheiten nach Tagen, Wochen, schlimmstenfalls gelegentlich nach Monaten; die Tuberkulose nach Jahren und Jahrzehnten. Was den Ausgang betrifft, so liegt die Tödlichkeit der Erkrankung für die meisten akuten endemischen Infektionskrankheiten bei 5—15%, bei der Tuberkulose je nach dem Lebensalter verschieden, aber für die meisten um das Mehrfache höher. Die anderen Krankheiten sind an bestimmte

Lebensalter stark gebunden, namentlich viele an das Kindesalter; die Tuberkulose dezimiert stark sämtliche Altersklassen. Das kann nicht ohne Rückwirkung auf die wirtschaftliche Bewertung sein. Für Typhus hat man berechnet, daß schon eine Erkrankungsziffer von 1—2‰ der Bevölkerung in einer Dauer von höchstens einem Vierteljahr der betreffenden Gemeinde enorm hohe Kosten auferlegt. Bei der Tuberkulose sind die wirtschaftlichen Einbußen, selbst wenn man nur Kosten für die Krankheit und entgangenen Verdienst einrechnet, ungeheuerlich viel größer. Das rechtfertigt die Ausnahmestellung der Krankheit in *allen* Fragen der Heilkunde, Hygiene und Gesundheitspolitik.

Für die statistische Bewertung bedürfen wir bestimmter Maßzahlen, von denen schon die drei: Mortalität, Morbidität und Letalität als besonders wichtig genannt worden sind; dazu kommt noch die Inkubationsdauer. Für die Gewinnung zuverlässiger und zutreffender Werte ergaben sich besondere Schwierigkeiten, die bei den anderen Krankheiten nicht bestehen. Was die Mortalität betrifft, so zeigen die folgenden zwei Tabellen 1 und 2, daß *zwei Berechnungsarten* nebeneinander gebräuchlich sind.

Tabelle 1. *In Preußen starben:*

Im Jahre	Von je 100 000 Lebenden starben		Von je 100 Todesfällen entfielen auf Tuberkulose	Im Jahre	Von je 100 000 Lebenden starben		Von je 100 Todesfällen entfielen auf Tuberkulose
	über-haupt	an Tuber-kulose			über-haupt	an Tuber-kulose	
1876	2559	310	12,1	1903	1991	197	9,8
1877	2568	320	12,5	1904	1946	192	9,9
1878	2584	325	12,6	1905	1976	191	9,7
1879	2478	325	13,1	1906	1804	173	9,6
1880	2539	311	12,3	1907	1796	172	9,6
1881	2498	309	12,4	1908	1803	165	9,1
1882	2533	309	12,2	1909	1711	156	9,1
1883	2542	318	12,5	1910	1613	153	9,5
1884	2538	310	12,2	1911	1721	151	8,8
1885	2504	308	12,3	1912	1549	146	9,4
1886	2620	311	11,9	1913	1490	137	9,0
1887	2392	293	12,3	1914	1816	139	7,7
1888	2288	289	12,6	1915	2136	146	6,8
1889	2314	280	12,1	1916	1866	158	8,5
1890	2397	284	11,3	1917	2000	205	10,3
1891	2298	267	11,6	1918	2394	230	9,6
1892	2347	250	10,7	1919	1580	215	13,0
1893	2421	250	10,3	1920	1537	158	10,3
1894	2176	239	11,0	1921	1361	135	9,9
1895	2175	233	11,7	1922	1407	142	10,2
1896	2090	230	10,6	1923	1355	153	11,3
1897	2116	218	10,6	1924	1278	122	9,6
1898	2037	201	19,6	1925	1185	109	9,2
1899	2182	207	9,4	1926	1159	100	8,1
1900	2231	211	9,5	1927	1193	96,2	8,0
1901	2068	195	9,5	1928	1153	89,6	7,8
1902	1933	190	9,9				

Wie man aus Tabelle 2 sieht, stehen drei Säulen nebeneinander; die Kolumne I zeigt die Berechnung der Gesamtsterblichkeit auf 1000 Lebende, die Säule II

Tabelle 2. *Sterbefälle in Preußen nach dem Lebensalter 1912.*

	I Von 1000 Lebenden der Altersklassen starben insgesamt	II Von 10 000 Lebenden der Altersklassen starben an Tuberkulose	III Von 100 Gestorbenen der Altersklassen starben an Tuberkulose
Von 0— 1 Jahr	164,3	18,40	1,12
„ 1— 2 „	29,46	12,92	4,38
„ 2— 3 „	11,48	8,21	7,16
„ 3— 5 „	6,43	5,88	9,16
„ 5—10 „	3,23	4,32	13,39
„ 10—15 „	2,23	5,21	23,36
„ 15—20 „	3,57	13,53	37,93
„ 20—25 „	4,61	19,22	41,71
„ 25—30 „	5,01	20,61	40,53
„ 30—40 „	6,15	19,37	31,48
„ 40—50 „	9,35	19,10	20,43
„ 50—60 „	17,57	22,81	11,53
„ 60—70 „	39,80	16,24	5,71
„ 70—80 „	93,69	6,46	1,73
über 80 „	215,21	64,56	0,30
Überhaupt	15,49	14,58	—

die Tuberkulosesterblichkeit und die Säule III den Anteil der Todesfälle von Tuberkulose an 100 Sterbefällen überhaupt. Man übersehe nicht, daß Säule I die Zahlen auf 1000, Säule II auf 10 000 Lebende angibt.

Ein Blick lehrt, daß die Säule III der Quotient aus I und II ist. Vielfach wird nur mit der Berechnung der Sterblichkeit auf 100 Todesfälle gerechnet, z. B. wenn der pathologische Anatom unter seinen sämtlichen Sektionen die Zahl der an Tuberkulose Verstorbenen besonders heraushebt. Die Tabellen zeigen, daß die Sterblichkeit an allen Krankheiten und diejenige an Tuberkulose nicht parallel laufen, sondern daß im erwerbsfähigen Alter die Tuberkulosekurve sich viel steiler erhebt (Abb. 2 und 3). Die beiden folgenden graphischen Darstellungen geben ein Bild der Bewegung. Abb. 2 stellt die Sterblichkeit an allen Krankheiten und an Tuberkulose gegenüber, also Säule I und II. Abb. 3 gibt den Anteil der Sterblichkeit an Tuberkulose an der Gesamtsterblichkeit, also die Säule III wieder. Lediglich aus Rücksichten des Raumes sind die Abszissenabschnitte für kleinere und größere Altersperioden gleich gewählt, was an sich nicht ganz korrekt ist. Eine Schlußfolgerung allein aus dem Anteil der Tuberkulosetodesfälle an allen Sterbefällen, also aus Säule III, ist unzulässig. Wenn nämlich, wie das im Schulkindalter der Fall ist, die Gesamtsterblichkeit gegenüber dem Säuglings- und Kleinkindesalter ganz steil abgenommen hat, weil eine Reihe von Todesursachen mit höheren Werten gänzlich in Wegfall gekommen ist, so ist es natürlich, daß die eine übrig gebliebene Todesursache einen prozentual größeren Anteil gewinnt, während eine so abnorm hohe Sterblichkeit wie die des Säuglingsalters den überaus großen Anteil der unter den lebenden Säuglingen vom Tuberkelbacillus hingerafften Säuglinge verschwinden läßt. Wenn 1912 im Schulalter von 100 Gestorbenen 13 der Tuberkulose erlegen sind, von 100 gestorbenen Säuglingen aber nur 1,1, so waren, um 100 Todesfälle des Säuglingalters herbeizuführen, nur 600 lebende Säuglinge erforderlich, dagegen bedurfte es 1912 für 100 Todesfälle im Schulkindalter 30 000 lebender Schulkinder.

Und doch hat diese Betrachtung neben derjenigen der Mortalität, d. h. der Berechnung bei gleicher Zahl Lebender, einen bestimmten Wert. Sie erweist das Übergewicht der einen Todesursache an Tuberkulose gegenüber allen anderen Todesursachen im Lebensalter der Berufstätigkeit, wo Zahlen von 30—40% eintreten, und aus ihr läßt sich weiter noch eine praktisch fruchtbare Normregel ableiten. Man kann für die Zusammenfassung aller Altersklassen den schematischen Satz aufstellen, daß bei der gewöhnlichen endemischen Ausbreitung der Krankheit in der gegenwärtigen Zeit etwas unter 10% aller Todesopfer auf Rechnung des Tuberkelbacillus kommen. Sobald aber infolge einsetzender besonderer Vorgänge eine Steigerung der Sterblichkeit insgesamt auftritt, dann pflegt die Tuberkulosesterblichkeit erheblich steiler anzuwachsen als diejenige der Gesamtzahl und umgekehrt sinkt sie etwas steiler ab, wenn eine günstige Konjunktur die Gesamtsterblichkeit abnehmen läßt. Man vergleiche auf Tabelle 1 die letzten Jahre mit früheren Zeitabschnitten und die hier beigefügte Abb. 4 für Preußen, in die die Berechnung auf 10 000 Lebende und auf 100 Todesfälle eingetragen ist. Diese Beziehung gilt nicht *nur* für kurze interferierende Unterbrechungen des säkularen Gangs der Tuberkulosesterblichkeit, sondern auch für den seit einem halben Jahrhundert eingetretenen stetigen Abstieg der Kurve, die nach G. WOLFF und GREENWOOD in einer höheren Parabel erfolgte, und bei der der Abstieg der Tuberkulosesterblichkeit ständig etwas steiler erfolgt ist als der der Gesamtsterblichkeit. In Ländern mit sehr heftigen Ausbrüchen akuter epidemischer Erkrankungen, wie Indien und Südamerika, kann aber auch eine solche Epidemie die allgemeine Sterblichkeit außerordentlich stark steigern und damit gerade die Tuberkulosesterblichkeit senken, weil, wie RÖSLE bemerkte, ja auch entsprechend viele Tuberkulöse an diesen akuten Seuchen wegsterben und unter den Todesfällen an diesen Krankheiten gebucht werden. Die

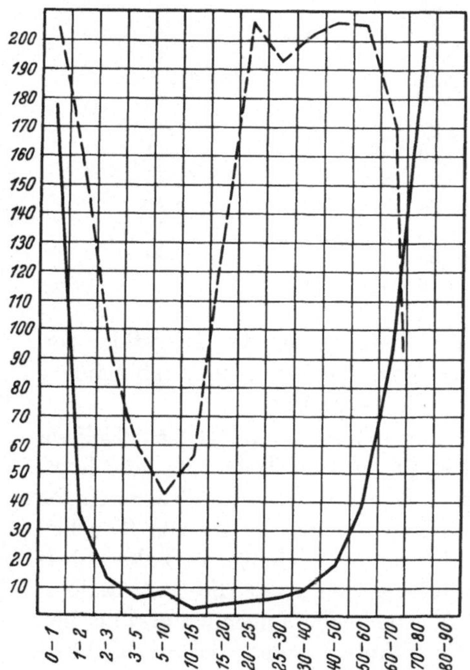

Abb. 2. Ausgezogene Linie: Sterblichkeit an allen Krankheiten nach Altersklassen. Gestrichelte Linie: Sterblichkeit an Lungentuberkulose nach Altersklassen.

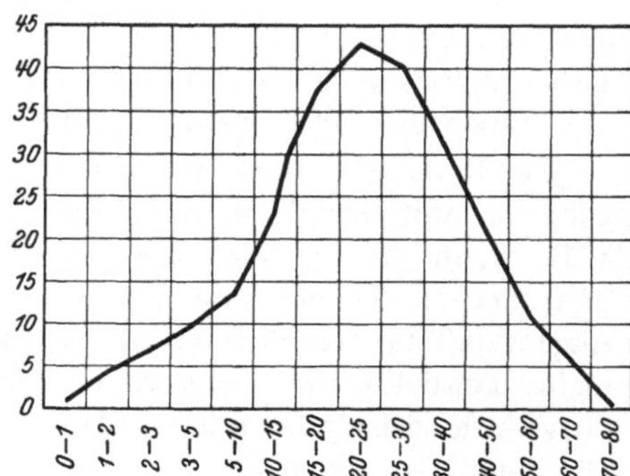

Abb. 3. 2. Anteil der Tuberkulose an je 100 Todesfällen der Altersklassen.

Ursachen lassen sich nicht eindeutig beantworten. Man geht aber nicht fehl, wenn man eine rein rechnerische Tatsache wenigstens als Hauptgrund verantwortlich macht. Da die Tuberkulose vom Beginn ihres Umsichgreifens bis zum Tode eine Krankheit von mehrjähriger Dauer ist, so können ungünstige Gesundheitsverhältnisse, wie z. B. das Vorherrschen einer Influenzaepidemie den Ablauf im Einzelfalle beschleunigen. Schon eine Verkürzung der Krankheitsdauer von 4 auf 3 Jahre durchschnittlich muß mit dem Einsetzen der ungünstigen Konjunktur die Sterblichkeit an Tuberkulose im Jahre um 33% steigern. Das tritt aber nicht plötzlich auf, sondern verteilt sich bis zum Beharrungszustand auf den Zeitraum von mehreren Jahren und umgekehrt; wenn

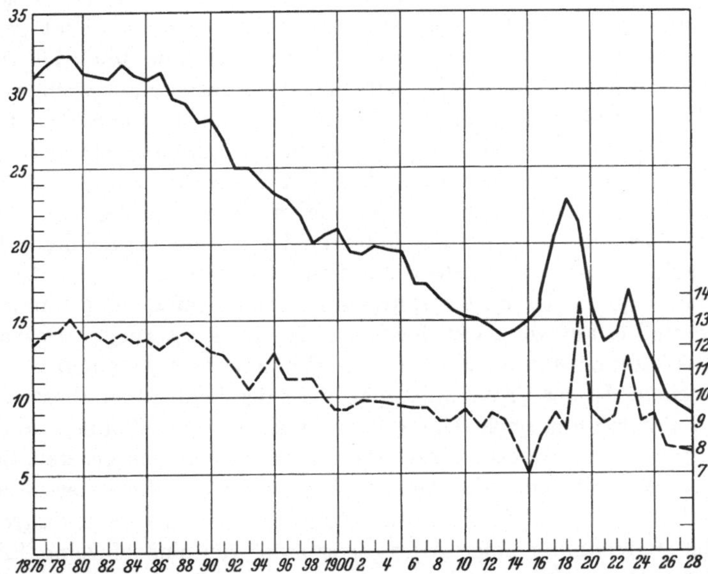

Abb. 4. Todesfälle an Tuberkulose in Preußen. Ausgezogene Linie auf 10000 Lebende. Gestrichelte Linie auf 100 Todesfälle.

wieder durch Wegfall der ungünstigen Ursachen das Gleichgewicht sich einstellt, tritt eine negative Welle von gleicher Dauer bis zum Beharrungszustand ein, die sogar unter das Durchschnittsniveau heruntergeht. Diese Normregel gilt aber weiter auch nur für die *Gesamtziffer* der Tuberkulosesterblichkeit *aller* Altersklassen. Zerlegt man sie nach Lebensaltern, so erfolgen die Kurvenbewegungen bei den epidemischen Steigungen zeitlich und in ihrem Ausmaß durchaus ungleich. Bekannt ist, daß die Erhöhung der Tuberkulosesterblichkeit durch die Kriegseinflüsse in den Jahren 1916—1919 die jugendlichen Alter viel stärker, traf und daß die Rückkehr zum Durchschnitt viel langsamer erfolgte. Und umgekehrt, als seit 1885 in stetiger Folge eine Abnahme der Tuberkulosesterblichkeit einsetzte, beteiligte sie etwa bis zum Jahre 1900 nur die erwerbsfähigen Lebensalter, während die des Kindesalters bis dahin sich überhaupt nicht änderte und seither erst und in geringer Steile, natürlich mit Unterbrechung der Kriegszacke, nachfolgte.

Die Berechnung der *Mortalität,* d. h. der Sterblichkeit an einer bestimmten Krankheit nach Lebensaltern, die für die Mehrzahl aller übertragbaren

Krankheiten eine so einfache Sache ist, stößt bei der Tuberkulose weiter auf neue methodische Schwierigkeiten. Der Grund ist der folgende: Wir berechnen die relative Sterblichkeit, indem wir die Zahl der an einer bestimmten Krankheit Gestorbenen durch die Zahl der Lebenden des Sterbejahres dividieren. Unter den Gestorbenen des Jahres n sind solche, deren fortschreitende Krankheit Monate, 1—3 Jahre oder ein Jahrfünft und Jahrzehnte mit Stillständen gedauert hat. Das Jahr der beginnenden Erkrankung fällt also nicht mit dem Jahr des Todes zusammen, und zwar großenteils für die Gesamtheit der Gestorbenen des Jahres. Selbst wenn die Verhältnisse in der Folge der Kalenderjahre die gleichen blieben, wäre für jede Division auch noch nicht der Fehler der Gleichung behoben, weil unter normalen Verhältnissen die Bevölkerung durch Geburtenüberschuß und Zuwanderung von Jahr zu Jahr zunimmt. Und gar bei so abnormen Verhältnissen wie denen der Geburtenabnahme und der Änderung der Altersbesetzung, in denen wir heute leben, können schon wenige Jahre so tiefgreifende Veränderungen in der Bevölkerung nach Altersklassen herbeiführen, daß das Ergebnis im Vergleich mehrerer aufeinanderfolgender Jahre ein stark fehlerhaftes wird, wenn das Jahr der Erkrankung und das des Todes nicht dasselbe ist. Aber auch unter normalen Verhältnissen, wenn man den Fehler durch Zusammenfassung eines längeren Zeitraumes, etwa eines Jahrfünfts, vermeiden will, handelt es sich doch zur Ermittlung der relativen Sterblichkeit um die Division je zweier in der Jahreszahl zusammenfallender Punkte zweier Kurven, deren Verlauf ganz verschiedenen Gesetzen unterliegt. Deshalb kann auch die Berechnung auf Jahrfünfte den Fehler zwar verkleinern, aber nicht ganz ausgleichen. In der Praxis wird man trotz des Fehlers von dieser Methode, zumal bei der Zerlegung nach Altersklassen nicht absehen können, aber in der Betrachtung der Gesamtsterblichkeit aller Altersklassen sich ernsten Bedenken nicht verschließen dürfen. Die bessere Methode wäre die einer Sterbetafel. Eine solche hat in der Tat K. Freudenberg mit der von Boeckh angegebenen Methode der Berechnung einer Absterbeordnung für eine einzelne Krankheit durchgeführt. Diese Sterbetafel hat eine etwas andere Form als diejenige, die man gewohnt ist in den Handbüchern und Quellenwerken wiedergegeben zu finden. Bei dieser wird von 1000 Lebenden ausgegangen und Jahr für Jahr nach der bekannten Methodik die Zahl der Überlebenden angegeben. Die Tabelle 3 dagegen gibt die Zahl der Todesopfer an Tuberkulose im fortschreitenden Lebensalter wieder. Eine Überlebenstafel ist deshalb nicht möglich oder sinnlos, weil ja neben der Tuberkulose und nach den Altern verschieden noch viele andere Krankheiten die Zahl der ins nächste Lebensjahr Übertretenden stark vermindern.

Fast unüberwindbar erscheinen die Schwierigkeiten bei dem Versuche, eine *Morbidität* der Tuberkulose insgesamt aufzustellen. Zunächst fehlt es an einer zeitlich feststellbaren Möglichkeit des Beginns der Erkrankung, die häufig so schleichend einsetzt und dem Erkrankten so unbekannt bleibt, daß ein Sachverständiger, der den Beginn anzeigen wollte, überhaupt nicht zugezogen wird. Ein so hervorragender Sachkenner wie Bräuning äußert sich in den „Ergebnissen der gesamten Tuberkuloseforschung“ 1930 folgendermaßen: „Die Lungentuberkulose macht wohl in den meisten Fällen in ihren ersten Anfängen nicht die geringsten Beschwerden, auch keine äußerlich sichtbaren Veränderungen. Wenn die ersten Beschwerden auftreten, handelt es sich oft schon um eine

Tabelle 3. *Todesursachen einer Generation von 1000 gleichzeitig Geborenen* (davon totgeboren 39,33 männl., 34,40 weibl. Berlin 1906—1910. Nach K. FREUDENBERG: Z. Hyg. Bd. 103.

	Knaben		Mädchen	
	Insgesamt	an Tuberkulose	Insgesamt	an Tuberkulose
0— 1 Jahr	177,45	3,72	146,32	3,12
1— 5 „	54,23	8,11	53,81	7,84
5—15 „	23,70	4,00	24,82	5,57
15—25 „	27,66	12,99	29,34	13,83
25—35 „	38,22	18,21	40,33	16,29
35—45 „	64,28	21,56	46,72	11,49
45—55 „	107,42	22,23	69,46	8,69
55—65 „	154,40	16,16	114,72	8,16
65—75 „	172,82	7,14	187,59	6,37
75 und darüber	140,00	1,77	252,49	2,77
Zusammen	960,67	115,89	965,60	84,13

schwere Lungentuberkulose.“ Nun hat man neuerdings versucht, durch planmäßige Untersuchung bestimmter Lebensalter wie der frisch immatrikulierten Studenten oder durch andere mittelbare Untersuchungsverfahren die Zahl der nachweisbar an Tuberkulose Erkrankten festzustellen und ist auf bestimmte Ziffern gekommen, die je nach der Zuverlässigkeit der Methoden ungleich lauten. Ob das Normzahlen oder solche einer Generation sind, die in früher Jugend durch zwei Hungerperioden hindurchgegangen ist und besonders ernst mit der Existenz ringt, läßt sich schwer feststellen. Die vorliegenden Morbiditätszahlen in ihrer ganzen Problematik nach Altersklassen sollen später zusammengestellt werden.

Eine *zweite* noch größere Schwierigkeit ist die der epidemiologischen Trennung von *ruhender* und *fortschreitender* Erkrankung, von Primärinfektion und Superinfektion. Auf den Gebieten der akuten endemischen übertragbaren Krankheiten wie Scharlach, Diphtherie und Genickstarre spielt die Trennung in schlummernde und manifeste Erkrankung eine große Rolle. Hier wirkt der praktische Gesichtspunkt mit, der auch für die Tuberkulose ins Feld geführt worden ist. Die Feststellung einer „Feiung“ nach der Bezeichnung PFAUNDLERs zielt darauf hin, ob spätere manifeste Erkrankungen durch die gleiche früher stattgehabte Infektion beeinflußt oder verhütet werden.

Teilergebnisse erhält man durch die bekannten Untersuchungen bei Sektionen solcher Kranken, die außer ihrer den Tod herbeiführenden Krankheit noch schlummernde Tuberkuloseherde hatten, und aus PIRQUETscher Reaktion beliebiger Altersklassen. Je nach der Auslegung des Begriffs der Tuberkulose fallen die Zahlen verschieden aus. NAEGELI und BURGHARD machten vor längerer Zeit Zahlenangaben von 70—93% positiven Befunden bei Sektionen. BEITZKE fand an der Berliner Charité bei 42% der Sektionen tuberkulöse Veränderungen, die in 14% Todesursachen waren. Bei Einrechnung der neuerdings gewürdigten Primärinfektion kam PUHL auf Veranlassung von ASCHOFF auf Zahlen von 95%. Die Ergebnisse der PIRQUETschen Untersuchung, die von Lebensjahr zu Lebensjahr von wenigen Prozent im Säuglingsalter bis auf 60% und mehr bis zum Eintreten in den Beruf steigen, finden sich auf S. 48 im systematischen Abschnitt. Auch die Zahl der bei anderen akuten endemischen

Infektionskrankheiten von der ruhenden Infektion Befallenen wird ja sehr hoch angegeben, besonders wenn man nach dem Vorgang von FRIEDEMANN den Zeitraum des Wirkens der schlummernden Infektion wegen des schnellen Absterbens der Keime kurz, etwa auf einen Monat ansetzt und dann auf das ganze volle Jahr umrechnet. Jedenfalls muß man den Schluß ziehen, daß im allgemeinen bei unseren gesellschaftlichen Verhältnissen die Gefahr einer tuberkulösen Infektion alle Menschen und Altersklassen mit fortschreitendem Lebensalter bedroht, und daß man den Prozentsatz der schlummernd Infizierten bis zur Erreichung des Berufsalters sehr hoch, nicht viel unter 100% einsetzen darf.

Man könnte die Schwierigkeit einer zahlenmäßigen Bestimmung der Morbidität hinnehmen, wenn es wenigstens gelänge, die *Letalität* der manifesten Erkrankung zu berechnen, denn aus Letalität und Mortalität ergibt sich rechnerisch einfach die Morbidität. Zu welchen unsinnigen Ergebnissen ein solcher Versuch führen kann, hat ROESLE in einer neueren Arbeit an einigen Beispielen angeführt. Auch der Versuch, die Morbidität dadurch zu berechnen, daß man die Dauer der Krankheit vom Umsichgreifen bis zum Tode mit einem bestimmten Zeitraum, etwa 3—4 Jahre einsetzt und die Zahl der Gestorbenen einfach mit diesem Wert multipliziert, ist nicht einwandfrei. In der neuesten Zeit sind an begrenztem Material einige Angaben über die Letalität der Tuberkulose in bestimmten Lebensaltern gemacht worden.

Zu der bisherigen Resignation liegt aber jetzt kein voller Anlaß mehr vor, seitdem ROESLE an dem Material einer bestimmten Stadt Berechnungen über die Tuberkulosekranken mitgeteilt hat und dabei methodische Hinweise gemacht hat. Er weist darauf hin, daß eine chronische Krankheit eine *individuelle* Krankheitsstatistik, nicht wie bisher in Deutschland nur eine *Krankheitsfallstatistik* verlange. Die Möglichkeit sei bisher nur in Norwegen, speziell in Oslo, einer Stadt von einer Viertelmillion Einwohner bisher gegeben. Hier werde jeder einzelne gemeldete Erkrankte genau Jahr für Jahr verfolgt, und zwar seit Beginn dieses Jahrhunderts. Meldepflichtig waren nur die wirklichen Erkrankungen an Tuberkulose, d. h. alle Krankheitsformen tuberkulösen Ursprungs, soweit diese mit Ausscheidungen verbunden sind. Die Fälle schlummernder Infektion fallen also weg, nicht aber diejenigen, bei denen nach langen Jahren des Ruhens schließlich doch die Krankheit zum Ausbruch gekommen war, weil jetzt schon ein Überblick über fast 3 Jahrzehnte vorliegt. Die Tabellen von ROESLE sind wegen ihrer grundsätzlichen Bedeutung wortgetreu auf Seite 19 wiedergegeben.

Gerade in dieser Frage kann man leider das Material der privaten Lebensversicherungen nicht recht verwerten, trotzdem deren Versicherte durch eine längere Zahl von Jahren in dauernder Kontrolle stehen. Diese Versicherten unterliegen vor der Aufnahme der ärztlichen Auslese, die ungleich im Laufe der Zeitabschnitte gehandhabt wurde, die allerdings schätzungsweise nach fünf Jahren ihre Wirkungen einbüßt. Aber die Erkrankungsverdächtigen und die schon Erkrankten sind ausgeschlossen worden.

Eine andere Berechnung von GRASS rechnet ebenso wie ROESLE mit der *Jahresletalität* nach Altersklassen und kommt zu folgenden Ergebnissen (s. S. 19).

Die Zahlen der Todesfälle rekrutieren sich aus den vom Vorjahr Überbliebenen und dem im Berichtsjahr erfolgten Zugang neuer Erkrankter, von denen durch Fortzug und Tod ein geringer Teil im Laufe des Jahres abgeht. Die Letalität, die ROESLE auf den Bestand errechnet, liegt etwas über 10% und zeigt, übereinstimmend mit dem Gang der sinkenden

Tuberkulosesterblichkeit in allen Ländern, eine Tendenz zur Abnahme. Der Krankenbestand ist um das Vier- bis Fünffache größer als der Jahreszugang, denn der Zugang war annähernd der gleiche wie der Abgang durch Fortzug und Tod und betrug in beiden Jahren etwa 25$^0/_0$ des Bestandes. In diesem Verhältnis kommt zum Ausdruck, daß durchschnittlich von Beginn der klinisch fortschreitenden Erkrankung bis zum tödlichen Ausgang etwa 4—5 Jahre lagen, und daß unter diesen Umständen doch daraus zu errechnen ist, daß von den Erkrankten schließlich mindestens mehr als zwei Drittel durch Tod endeten. Denn das Verhältnis von Geheilten zu Gestorbenen war 1920 1 : 4,2, 1927 1:2, und von den in dem einen Jahr geheilt Entlassenen würde sicher ein großer Bruchteil später an tödlicher Wiedererkrankung erneut zugehen. Die Tuberkulose hätte danach also eine Letalität, die ungefähr gleich der überaus großen von Cholera und Genickstarre ist, bloß, daß sich der tödliche Ausgang in einem längeren Zeitraum vollzieht.

Tabelle 4. ROESLE, *Relative Ziffern.*

Jahre	1. Die Bewegung der Tuberkulose-Kranken					2. Das Schicksal der Tuberkulose-Kranken		
	Kranken-Bestand a.1.1.	Zugang neuer Kranker	Abgang durch: Fort-zug	Abgang durch: Tod (Mortal.)	Zahl d. Tuberk.-Krank., aus den Sterbefälle hervorgegangen sind (Spalte 2, 3—4, Morbid.)	Zahl der symptomfr. Geheilten (Heilungseffekt)	Zahl der Gestorb. (Letalität)	Zahl d. am Ende des Jahres in Beobacht. geblieben. Kranken
	auf 1000 der Bevölkerung					auf 100 des Jahres-Krankenbestandes (Spalte 6)		
1	2	3	4	5	6	7	8	9
					A. Beide Geschlechter:			
1920	13,66	2,81	0,44	2,04	16,03	2,98	12,7	84,3
1927	11,21	2,77	0,43	1,53	13,55	6,73	11,3	82,0
					B. Männliches Geschlecht:			
1920	14,65	3,13	0,55	2,13	17,23	2,30	12,3	85,4
1927	12,30	3,02	0,43	1,83	14,88	6,12	12,3	81,6
					C. Weibliches Geschlecht:			
1920	12,83	2,55	0,34	1,96	15,03	3,53	13,1	83,4
1927	10,31	2,56	0,42	1,27	12,45	7,33	10,2	82,5

Tabelle 5. GRASS, *Jahresletalität.*

Verhältniszahlen auf 10 000 der verschiedenen Altersklassen von Sterblichkeit und Heilung für die Dauer eines Jahres, von den offenen Lungentuberkulosen nach dem Stande von Ende 1929.

Geschlecht		Altersklassen: 6-10	11-15	16-20	21-25	26-30	31-35	36-40	41-45	46-50	51-60	61-70	über 70	Durchschnitt
Sterblichkeit	m.	0,0	0,0	5,2	8,5	11,7	9,1	6,5	9,0	9,2	7,0	6,3	5,3	6,2
	w.	0,0	2,4	4,7	12,2	11,9	7,4	4,8	7,3	5,6	3,6	3,7	1,9	5,6
	zus.	0,0	1,2	4,9	10,3	11,8	8,2	5,6	8,2	7,3	5,3	4,9	3,3	5,9
Heilung	m.	1,2	1,1	1,2	4,3	4,2	5,8	3,6	4,7	4,7	3,5	1,3	0,0	2,9
	w.	0,9	2,0	1,2	4,0	6,7	5,0	3,6	4,6	4,5	1,7	0,5	0,0	2,9
	zus.	1,0	1,5	1,2	4,1	5,7	5,4	3,6	4,7	4,6	2,7	0,7	0,0	2,9
Offene	m.	0,0	0,8	15,9	57,4	115,5	80,0	58,7	45,5	32,8	49,6	29,2	14,2	40,5
	w.	4,9	4,0	29,7	60,8	67,8	45,1	44,2	36,8	25,6	21,7	15,8	4,6	30,6
	zus.	2,4	2,3	22,9	59,7	91,5	61,0	51,1	41,2	29,2	35,4	21,2	8,4	35,5

Ob nun die von Roesle angegebenen Zahlen ein bißchen mehr oder weniger unter oder über der Wirklichkeit verbleiben, ob vor allem die Zahlen für Oslo als typische verallgemeinert werden dürfen, ist gegenüber dem Fortschritt der Methodik von geringerer Bedeutung.

Es ergibt sich noch eine Erweiterung der Betrachtung. Die Zerlegung der Mortalität in Morbidität und Letalität, die sich als so notwendig und ergiebig erwiesen hat, ist *nur* bei den *akuten* Infektionskrankheiten anwendbar, sei es, daß man eine epidemische Welle untersucht, sei es, daß die Todesfälle eines ganzen Jahres im endemischen Geschehen den Gegenstand der Untersuchung bilden. Denn das Bezugsmaß der Zeit sind Monate oder ein Kalenderjahr. Erkrankungen und tödlicher Ausgang fallen somit in den gleichen Zeitraum, und die Grenzfälle, bei denen die Erkrankung in das Ende des einen, der Tod oder die Genesung in den Anfang des folgenden fallen, lassen sich nach den bekannten einfachen rechnerischen Verfahren erledigen. Bei der *Tuberkulose* ist dagegen diese Zerlegung der Mortalität nicht mehr ausreichend, nicht nur, weil ihr Verlauf über das Maß eines Kalenderjahres hinausgeht, sondern weil dieser längere Zustand einen dritten Faktor entstehen läßt, der berücksichtigt werden muß, den *Bestand*. Das Problem selbst ist weder neu, noch in seinen elementaren Formen rechnerisch schwierig.

Man denke sich eine Schule von 10 Klassen zu je 50 Schülern, die der Einfachheit der Annahme halber sämtlich in gleicher Zeit das Schulziel erreichen. Alljährlich werden soviel Schüler in die unterste Klasse aufgenommen als die oberste entläßt; die Zahl der Schüler beträgt also das Zehnfache der Aufnahmen und Entlassungen in 10 Jahrgängen. Nun wird eine untere Doppelklasse aufgebaut, der sich jedes Jahr eine nächst höhere angliedert, bis die Doppelschule erreicht ist. Erst dann verdoppelt sich die Zahl der Abgehenden, d. h. 10 Jahre nach Beginn der Errichtung der untersten Doppelklasse. Während dieser Zeit wuchs die Gesamtzahl der Schüler Jahr für Jahr in der arithmetischen Reihe von 50, also um 50, 100, 150 usw. Das Verhältnis von Aufnahme dagegen zu Entlassung stieg plötzlich von 50 : 50 auf 100 : 50 und beharrt so 10 Jahre. Das Verhältnis von Gesamtschülerzahl zum Abgang aber änderte sich jedes Jahr von 500 : 50 auf 550 : 50, 600 : 50 usw. Das Umgekehrte tritt ein, wenn eine Doppelschule von unten her abgebaut wird. Nun kann sich aber auch gleichzeitig die Dauer des Schulbesuchs ändern, um ein Jahr verlängern oder verringern. Ist z. B. die Gesamtgruppe die Zahl der Angehörigen einer medizinischen Fakultät, so haben wir beides erlebt, die Verlängerung des Studiums um zwei Semester oder die Herabsetzung durch Einführung der Zwischensemester nach dem Kriege. Auch hier wirkt sich die Änderung in der Gesamtzahl der Studierenden und im Verhältnis von Zugang und Abgang nicht mit einem Schlage aus, sondern in der Verteilung auf einen längeren Zeitraum, *also in der Verlangsamung der Vorgänge.*

Ein anderes Beispiel kommt der Wirklichkeit näher. Wenn im oberen Schwarzwald Wolkenbrüche und längere Regenfälle niedergehen, so tritt ein Wasserzufluß zum Rhein ein und man kann genau berechnen, wann der Scheitelpunkt der Welle Mainz oder Düsseldorf erreicht haben wird. Wenn aber dieselben Naturereignisse in schweizerischem Rheingebiet vor sich gehen, so ergießen sich die Wässer in den Bodensee, und dann ergeben sich für die Frage, wann der Zufluß sich stromabwärts von Konstanz bemerkbar macht, kaum zu übersehende Verhältnisse. Und umgekehrt kann der Bodensee durch Stürme aufgerührt werden, während der Rhein im Zufluß und Abfluß unberührt bleibt, oder die Winde können die Wässer des Sees anstauen oder rascher entleeren, dann werden durch die Vorgänge im See Zufluß oder Abfluß beteiligt.

Im Gegensatz zu den akuten Infektionskrankheiten liegt also für die Tuberkulose die Frage so, daß zwischen den Zugang und den Abgang durch Tod, Heilung, Wegzug ein größeres *Reservoir* eingeschaltet ist.

Die Wirkung der Einschaltung dieses größeren Bassins ist jedenfalls eine *Verzögerung* der beim Einstrom vorhandenen Beschleunigung, sie wird aus einem rechnerischen ein kinetisches Problem. Anders als in dem ersten Falle bestehen also funktionelle Beziehungen *nicht zwischen zwei, sondern zwischen drei Größen,* dem Einlauf, Ablauf und dem Bassin; man kann nicht ohne weiteres nur die Beziehungen zwischen Einlauf und Ablauf studieren. Scheinbar ist das möglich, wenn man einfach wie BRÄUNING statt eines Jahres einen längeren Zeitraum zugrunde legt. In Wirklichkeit liegen aber die Vorgänge so, daß eine Änderung der Morbidität so wirkt wie eine Änderung des Zustroms. Sie wird in dem Verhältnis, in dem die Größe des Bassins ein Mehrfaches der Zustromgröße ist, verlangsamt ihre Einwirkung auf die Größe des Abflusses ausüben, also verzögernd. Im Falle einer *einmaligen* Herabsetzung der Morbidität wird die Höhe des Bassins bei noch unvermindertem Abfluß um diesen Wert gesenkt und Stetigkeit wird erst erreicht, sobald sich die Abnahme auch auf die Größe des Abflusses auswirkt. Handelt es sich aber um eine *stetige* Abnahme, so wird das Ergebnis komplizierter. Eine Absenkung der *Letalität* dagegen beeinflußt zunächst anscheinend die Größe des Abflusses nicht, denn soviel weniger durch Tod abscheiden, soviel mehr verlassen als Genesene das Bassin. Aber der Heilungsvorgang kann weiter die Dauer des Aufenthaltes im Bassin verkürzen oder verlängern. Die Sonnenbehandlung der Tuberkulose von Knochen und Gelenken bewirkt, daß eine Reihe von Kranken, die sonst verhältnismäßig früh gestorben wären, zur Heilung kommen, aber die Behandlung ist außerordentlich lang dauernd. Die frühzeitige Pneumothoraxbehandlung wirkt in zahlreichen Fällen zugleich heilend und setzt die Dauer des Krankseins stark herab. Das wirkt nicht nur auf den Bestand im Bassin, sondern auf die Größe des Abflusses.

Eine allgemeine Lösung kann nur die höhere Mathematik geben. Nun findet sich aber das gleiche Problem schon in der Lebensversicherungsmathematik. Dem Versicherungsbestand steht ein Zuwachs durch Neuaufnahme ärztlich Untersuchter und durch Abgang infolge von Tod oder erreichter Versicherungsgrenze oder bei vorzeitigem Ausscheiden gegenüber. Beschaffenheit von Zugang und Abgang schwanken nach verschiedenen Einflüssen und ebenso ihre zeitlichen Größen. Daher dürfen sie also nicht innerhalb eines Jahres unmittelbar in Beziehung gesetzt werden, ohne gleichzeitige Berücksichtigung des Bestandes, der als Träger der Gesamtsumme der Jahresprämien hier von besonderer Bedeutung ist, und bei dem daher die durch Zugang und Abgang beeinflußten Größen sehr eingehend studiert worden sind. Im Gegensatz zu einer nur durch Abgang sich ändernden Personengruppe, die als „*geschlossene Gesamtheit*" bezeichnet wird, spricht die Versicherungsmathematik von einer *offenen, sich erneuernden Gesamtheit.* Über Berechnung und Verlauf der Erneuerung handelt eine Arbeit von Dr. ZWINGGI in Bern, deren Formel wohl wie bei mir über das Verständnis der meisten Leser hinausgehen wird. Als Ergebnis stellt der Verfasser hin, daß in einem Bestande von konstantem Umfang, dessen Altersverteilung nicht die der Überlebensordnung ist, irgendein Vorgang, der Funktion des Alters ist, eine *gedämpfte Wellenbewegung* verfolgt, also die Bewegung abflacht, aber erst mit lim t = unendlich, also in sehr langsam sich senkender Kurve einem festen Grenzwert von O zustrebt. Für die Epidemiologie der Tuberkulose, die sich auf derartige Formeln weder einstellen kann noch will, ergibt sich daraus zweierlei. Es ist erstens die Tatsache der Wertabsenkung oder *Dämpfung* der durch Änderungen im Zugang oder Abgang im Bestand eingeleiteten Bewegung in wellenförmigem Verlauf bis zum Erreichen eines Beharrungszustandes nach Wegfall des die geänderte Bewegung veranlassenden Einflusses. Und zweitens ist es die Aufforderung, für jeden Fall eines neuen Ereignisses an der Hand der Tatsachen gesondert quantitativ zu prüfen, ob es auf den *Bestand* vermindernd oder vergrößernd wirkt und in welchem Maße. Und unter allen Umständen bewirkt der langsame Ablauf der Tuberkulose vom Beginn der Aktivität bis zum tödlichen Ende oder zum Stillstand, daß die Wellen, welche geänderte Kräfte auslösen, im Gegensatz zu den akuten Infektionskrankheiten in ihrer Stärke herabgesetzt und in ihrer Länge hinausgezogen werden, so daß weiter die Interferenzen hintereinander einsetzender, zum Teil

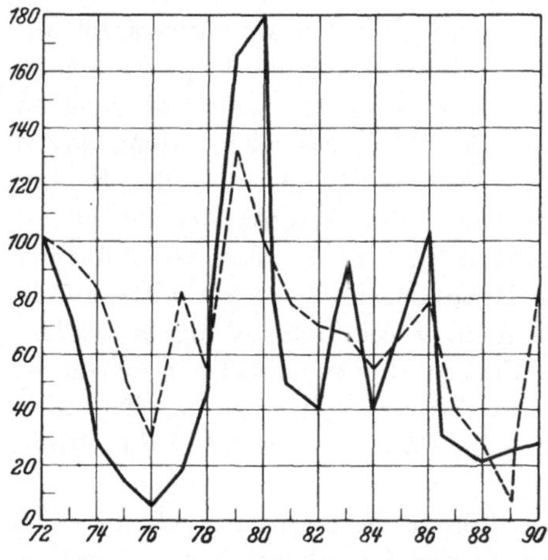

Abb. 5. Ausgezogene Linie: Scharlach. Gestrichelte Linie: Masern. Indexberechnung: 1872 = 100.

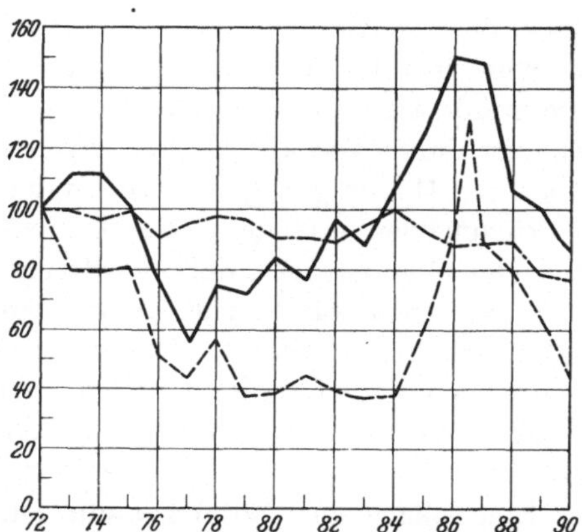

Abb. 6. Ausgezogene Linie: Typhus. Gestrichelte Linie: Diphtherie. Punktstrich: Tuberkulose. Indexberechnung: 1872 = 100.

entgegengesetzter Kräfte stark dahin wirken müssen, daß die Kurve der Form der geradlinigen Bewegung zustrebt.

Die Probe auf das Zutreffen der Theorie geben die obigen Abb. 5 und 6. Bei ihrer Auswahl wurde ausdrücklich eine Stadt mit guter Statistik, Hamburg, und ein Zeitraum, in dem neuere hygienische und therapeutische Maßnahmen noch nicht beteiligt waren, gewählt, die Jahre 1872—1900. Die erste Kurve zeigt die unruhigsten Kurven, die von Masern und Scharlach, die zweite vergleicht Typhus und Diphtherie mit Tuberkulose; die letztere verläuft fast wie *eine gerade Linie.*

Bei seinen soeben veröffentlichten Zahlen hat sich BRÄUNING ebenfalls der Individualmethode bedient. Er kannte seine Kranken seit der Aufnahme bis zur Entlassung oder bis zum Tode und war berechtigt festzustellen, daß von den durch 18 Jahre von ihm verfolgten mit offener Tuberkulose in die Fürsorge aufgenommenen Kranken nahezu 70% durch Tod ausschieden. Wenn man aber die Zahlen über Erkrankte und Verstorbene aus der amtlichen Statistik übernimmt, darf man, darauf hat uns erst ROESLE aufmerksam gemacht, nicht mehr so verfahren.

Von sonstigen zahlenmäßigen Maßstäben spielt bei den akuten Krankheiten die *Inkubationsdauer* eine große Rolle. Sie läßt sich genau bestimmen bei Infektionskrankheiten, bei denen der Zeitpunkt der Ansteckung erfaßbar ist und der Beginn der Erkrankung mit klinisch scharfen Erscheinungen oder mindestens mit Prodromen einsetzt. Selbst bei solchen Krankheiten wie Scharlach, bei denen nur ein Bruchteil der Angesteckten erkrankt, steht einer genauen Bestimmung der Inkubationsdauer nichts im Wege. Aber schon bei Diphtherie ergaben sich Schwierigkeiten, wenn ein Angesteckter nur zum Keimträger wird, und wenn erst eine die Immunität durchbrechende Ursache wie Durchnässung oder grobe Diätfehler den Anlaß zum Ausbruch der Krankheit geben. Daher schwankt die Angabe über die Inkubationsdauer bei Diphtherie in so weiten Grenzen. Bei der Tuberkulose, vollends bei der Lungentuberkulose, wo die ersten Erkrankungen Jahre erscheinungslos bleiben können und wo auch der Zeitpunkt der Aufnahme des Krankheitserregers nur selten einmal festgestellt wird, kann von der Inkubationsdauer nur ausnahmsweise die Rede sein. Ihre Bestimmung im Tierversuch bedeutet auch etwas ganz anderes. Wenn man beim Meerschweinchen die erste Lymphdrüsenschwellung in der nächsten Umgebung der Impfstelle wahrnimmt oder Veränderung an der geimpften Hornhaut des Kaninchens, so bedeutet das das Sichtbarwerden von Reaktionsvorgängen durch objektive Nachweise, aber noch nicht die Verallgemeinerung der Erkrankung. Und doch ist die Feststellung der Inkubationsdauer in einem Lebensalter des Menschen möglich, nämlich im Säuglingsalter, besonders dann, wenn der Zeitpunkt der Ansteckung genau erweislich ist, wie das in einigen Fällen einmaliger Gelegenheit zur Ansteckung in Anstalten in der Tat zutraf und wenn hier ähnlich wie bei akuten Infektionskrankheiten Schlag auf Schlag der Infektion die Erkrankung mit einer Wahrscheinlichkeit nahe an 100% folgt und ebenso ihre Verallgemeinerung. Auf der letzten internationalen Tuberkulosekonferenz gab FRIEDRICHSEN die Inkubationsdauer der Tuberkulose bei Säuglingen auf ungefähr 7 Wochen an. — FEILENDORF von der REUSSschen Klinik in Wien teilt mit, daß der Infektionstermin spätestens 6 Wochen dem ersten Auftreten einer positiven PIRQUETschen Reaktion vorausging. Bekanntlich erklärt NEUFELD die überaus große Hinfälligkeit der Säuglinge gegenüber höheren Altersklassen überhaupt damit, daß die Abwehrkräfte, die in der Haut und den Schleimhäuten und im besonderen wohl in den von ihnen ausgehenden Lymphwegen tätig sind und denen die Aufgabe zufällt, die auf diesem Wege dauernd in den Körper eindringenden Mikroorganismen unschädlich zu machen, im jugendlichen Organismus nicht in dem Maße ausgebildet sind wie die im Erwachsenen. Für die Fütterungstuberkulose sind deshalb die Ergebnisse des unglückseligen Ereignisses in Lübeck in der vorliegenden Frage von großer Bedeutung. LUDWIG LANGE berichtet, daß von damals 74 ernst erkrankten Kindern 17 gestorben seien, und zwar nur ein Kind 33 Tage nach Verabreichung, einige wenige 60—70 und sogar 82 Tage später, die Mehrzahl etwa 55 Tage. Die Inkubation betrug bei den Erkrankten zweimal 3 Wochen, in der überwiegenden Zahl der Fälle 4—6 Wochen. Das würde also bedeuten, daß die Inkubationszeit nur wenig länger dauert als das Sichtbarwerden der Einsaat in der Explantation bei Züchtung von Tuberkulosebacillen auf künstlichem Nährboden. So würden sich dann die sich vermehrenden Keime dem lebenden Gewebe nach Überschreiten der Schranken gegenüber nahezu genau so offensiv verhalten wie der toten Substanz des künstlichen Nährbodens. Mit steigendem Alter ändern sich höchstwahrscheinlich auch die Zeitmaße, wie noch mehr die Reaktionsformen.

Ein letztes Maß, das ebenfalls für akute Infektionskrankheiten große Bedeutung hat, ist der Kontagionsindex, d. h. die Wahrscheinlichkeit, nach erfolgter Infektion auch progressiv zu erkranken. Sein Wert ist bekanntlich für Masern, Scharlach, Diphtherie ganz außerordentlich verschieden. Für die Tuberkulose in ihrer Mannigfaltigkeit nach Alter, Konstitution und umweltlichen Verhältnissen läßt er sich überhaupt nicht bestimmen. Dem Sinne nach bedeutet er ja nichts anderes bei der Tuberkulose, als den Prozentsatz der nach einer Infektion gleichviel zu welcher Zeit fortschreitend Erkrankenden. Aus Kontagionsindex und Inkubationsdauer läßt sich synthetisch für die akuten Infektionen der Verlauf der Kurve erschließen und gegenüber der wirklichen Beobachtung abstimmen. Das trifft für die Tuberkulose nur unter ganz bestimmten eingeschränkten Voraussetzungen zu.

Die säkulare Kurve der Tuberkulose.

Wenn eine durch Übertragung lebender Keime, sei es unmittelbar oder mittelbar, entstehende Krankheit der epidemiologischen Untersuchung unterliegt, so muß man von vornherein annehmen, daß an sich eine Tendenz zum Anstieg besteht, weil ja die Erreger auf dem neuen Wirt sich vermehren und außerdem die Zahl der Befallenen wächst. Falls eine solche Vermehrung in der Kurvendarstellung nicht zum Ausdruck kommt, müssen die der Vermehrung entgegenwirkenden Kräfte von gleicher Stärke sein. Diese Kräfte können durch das Kranksein selber ausgelöst werden, dann entsteht die Parabel der Wurfgeschoßkurve; oder eine ähnliche Kurve „gedämpfter Schwingung"; oder es bestehen außerdem noch von vornherein entgegenwirkende Kräfte von gleicher Stärke oder von größerer, die dann sogar zur stetigen Abnahme führen können. Dann nähert sich die Kurve der geraden Linie. Und wenn diese Kräfte zeitlich schwanken und interferieren, kommt es zur wellenmäßigen Unterbrechung der geradlinigen Kurve. Daher entsteht die Aufgabe, die säkulare Kurve der Tuberkulose zu ermitteln. Im Gegensatz zu der Tatsache, daß das klinische Bild, wenigstens der Hauptform der fortschreitenden Lungentuberkulose, in Übereinstimmung mit dem heute bekannten, auf seiner Höhe seit Jahrhunderten genau feststeht, ist es bemerkenswert, daß wir über den zahlenmäßigen Verlauf der Lungentuberkulose von 1800 rückwärts nicht viel wissen, und auch die wenigen Zahlen, die beigebracht worden sind, werden um so unzuverlässiger, je weiter man in der Geschichte zurückgeht. Ähnliches lehrt ja die geschichtliche Darstellung der pathologischen Veränderungen, wie sie z. B. Pagel in vorbildlich klarer Darstellung gegeben hat. Er bekennt sich zu den Worten von Virchow, daß die zusammenhängende Geschichte der Tuberkulose nicht über das Ende des 18. Jahrhunderts hinausreiche. Wenn schon heute dort, wo weder ärztliche Behandlung des Gestorbenen noch ärztliche Leichenschau vorliegt, die Todesursachenstatistik die bekannten überaus großen Mängel hat, so darf man sich nicht wundern, daß diese Mängel im Anfang der medizinischen Statistik kaum überwindlich sind. Schildert doch der erste Medizinalstatistiker Graunt aus der zweiten Hälfte des 17. Jahrhunderts, daß in London in den Totenzetteln nach den Angaben der Leichenwäscherinnen die Todesursachen aufgezeichnet wurden, und daß solche Frauen oft bei den von der Venus Zerfressenen für ein Gläschen Schnaps die Todesursachen einfach fälschten. Trotzdem ergibt die geschichtliche Betrachtung manches wenig Bekannte und Überraschende. Der erste Versuch, für die zweite Hälfte des 17. Jahrhunderts die Höhe der Tuberkulosesterblichkeit zu ermitteln, wurde von mir an den Tabellen, die GRÄTZER 1882 nach den Zahlen von Breslau zusammenstellte, unternommen (Hyg. Rdsch. 1902, Nr 6). Breslau hatte zu Ende des 17. Jahrhunderts 30—34 000 Einwohner; die Bezeichnungen der Todesursachen deckten sich natürlich nicht mit den unseren. Um vorsichtig zu sein, stellte ich die Höhe der Sterblichkeit nach Altersklassen für Breslau 1687 und 1896 gegenüber und ließ nur diejenigen Todesursachen, hinter denen sich die Lungentuberkulose verbergen konnte, gelten, bei denen die gleiche Altersverteilung sich herausstellte. Danach ermittelte ich eine Tuberkulosesterblichkeit von 26,8 auf 10 000, während Breslau, Berlin und andere Städte 200 Jahre später eine höhere hatten. KISSKALT in seiner Arbeit über die Sterblichkeit im 18. Jahrhundert erkennt zwar die geübte Vorsicht an, macht aber einen Einwand, den ich heute als durchaus zutreffend anerkennen muß. Er betont nämlich, daß es überhaupt nicht feststeht, ob die heutige Altersverteilung der Tuberkulose schon damals die gleiche gewesen ist. Wenn wir überlegen, daß seit 1890 zuerst die Sterblichkeit der über Dreißigjährigen herunterging und die der Kinder erst viel später nachfolgte und daß in der Kriegszeit die Altersklassen höchst ungleich auf die Schädigungen mit ihrer Zunahme reagierten, so kann das damals auch der Fall gewesen sein. Weiter aber verwirft KISSKALT die Berechnung von PELLER, der ohne die von mir geübte Vorsicht vorgegangen sei und dessen Ergebnisse für die einzelnen Altersklassen von vornherein auf Bedenken stießen, wenn er für Wien und die

Die Tabelle von MOESEN lautet nach KISSKALT:

Tabelle 6.

Jahr	Todesfälle insgesamt	Todesfälle an Brustkrankheit	Todesfälle an Auszehrung	Todesfälle an Schwindsucht	Todesfälle an Br. + A. + Sch.
1758	5544	858	478	108	1444
1759	4469	697	328	95	1120
1760	4125	702	332	84	1118
1761	3924	641	375	73	1089
1762	4845	906	555	62	1523
1763	4956	771	648	67	1486
1764	3526	526	418	69	1010
1765	3715	561	384	50	995
1766	4654	519	465	54	1038
1767	3814	519	405	46	970
1768	4266	608	512	96	1216
1769	4016	566	438	79	1083
1770	5123	621	574	71	1266
1771	**6049**	**929**	**838**	**96**	**1863**
1772	**8501**	**1064**	**1289**	**199**	**2553**
1773	5206	567	641	56	1264
1774	4401	515	467	59	1041

damalige Zeit auf die Zahl von 53,3 gekommen sei. Immerhin wird die Berechnung von PELLER durch spätere Zahlen bestätigt. Für die Zeit der zweiten Hälfte des 18. Jahrhunderts führt KISSKALT die etwas zuverlässigere Tabelle von MOESEN in Berlin an. Für KISSKALT kam es in dieser Arbeit über Hungersnot und Seuchen vornehmlich darauf an, die Zunahme der Sterblichkeit an allen und an einigen Zehrkrankheiten unter der Einwirkung der Hungerjahre 1771/72 der sonstigen Sterblichkeit gegenüberzustellen. Er faßt demnach die Gruppe der Brustkrankheit, Auszehrung und Schwindsucht zusammen, die in der Tat in den Hungerjahren ebenso wie die Gesamtsterblichkeit steil zunahmen. Berlin hatte damals, wie dem Berliner Statistischen Jahrbuch zu entnehmen ist, mit einigen Schwankungen 125—135 000 Einwohner. Wollte man die Gesamtgruppe als Lungentuberkulose deuten, so würde man zu außerordentlich hohen Zahlen über 100 kommen. In der Gruppe der Brustkrankheiten sind sicher auch viele Fälle von Lungentuberkulose enthalten, ebenso aber auch unter der Schwindsucht und Auszehrung. Jedenfalls sind die Zahlen im vorsichtigsten Falle mehr als doppelt so hoch wie die von mir für Breslau 100 Jahre früher angegebenen.

KISSKALT bemerkt dazu, daß die Sterblichkeit an Brustkrankheit, Abzehrung und Schwindsucht zusammen nicht ganz um das Doppelte zugenommen hätte. Die Ansteckungsgefahr sei durch die Zuwanderung in die Städte bedeutend vermehrt worden. Wieviel auf Rechnung dieser und wieviel auf Rechnung der durch die Unterernährung vermehrten Disposition zu setzen sei, ließe sich nicht feststellen. Bei der Tuberkulose trete wegen ihrer langen Dauer das Moment der erleichterten Ansteckung in den Hintergrund; hier werde der Hunger von überwiegendem Einfluß gewesen sein (s. Tabelle 6, S. 25)).

Eine spätere Angabe aus dem Jahre 1786, die ich in der Deutschen Medizinischen Woschenschrift 1906, Nr 22 veröffentlichte, läßt errechnen, daß in Berlin auf 10 000 Menschen 64 Todesfälle an Tuberkulose kamen, nämlich 1783—1794 9913 auf 53 284 Todesfälle überhaupt bei einer Einwohnerzahl von 155 000. Für Schweden hat TELEKY angenommen, daß die Sterblichkeit von 1750—1770 bei 20/21 und 1820—1830 bei 27,7 lag. Dagegen waren die Zahlen für die gleichen Zeiträume in Stockholm 1751—1760 73,2, 1761—1770 69,8 und 1820—1830 angeblich 93, 1861—1870 43,2, 1891—1900 noch 29. Die Zahlen für Wien 1752—1755 liegen bei 53,3. Auch die Statistik für Frankfurt a. M. zeigt bis 1884 sehr hohe Werte. Zum Vergleich und zur besseren Beurteilung seien aus der Arbeit von KISSKALT einige Zahlen für die *Gesamtsterblichkeit* an allen Krankheiten angeführt, die sich stets auf 1000 Einwohner, nicht wie bei Tuberkulose auf 10 000 Einwohner beziehen:

Tabelle 7.

Jahr	Berlin	Leipzig	Basel	Göteborg
1770	38,5	—	—	—
1775	32,6	—	—	—
1780	32,1	—	21,3	30
1785	33,1	—	28,9	59
1790	36,5	—	21,9	49
1795	49,2	37,5	28,7	40
1800	31,7	52,7	39,8	47
1805	40,2	44,7	37,9	39

Aus der gekürzt wiedergegebenen Tabelle 8 für Hamburg (S. 28) ergeben sich Zahlen, die bis zum Jahre 1870 meist über 40 lagen, zeitweise sogar über 50 und 60, und einmal über 70. Aus dem Original, aus dem diese Tabelle einen Auszug bildet und das die Sterblichkeit Jahr für Jahr angibt, ergibt sich im

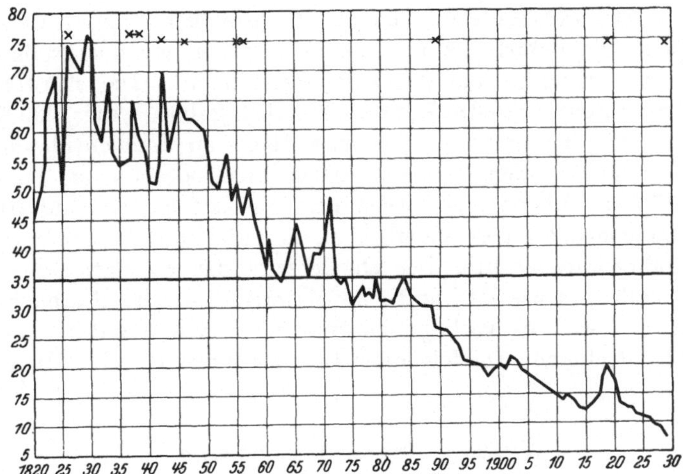

Abb. 7. Säkulare Kurve der Tuberkulosesterblichkeit in Hamburg 1820—1829 auf 10000 Lebende. Verstärkte Linie 35 Stand der Sterblichkeit 1875. Kurze Influenzaepidemen.

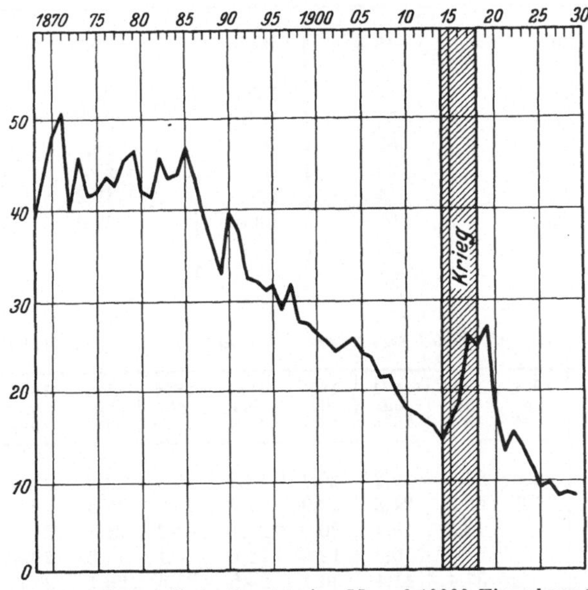

Abb. 8. Tuberkulosesterbefälle in Frankfurt a. M. auf 10000 Einwohner 1868—1929.

Vergleich mit den Angaben über das Herrschen von Influenzaepidemien in ihnen, daß charakteristischerweise sehr oft eine Steigerung der Tuberkulosesterblichkeit im Anschluß an eine Influenzaepidemie und zuweilen ein folgendes Absinken eintritt. Aus diesen Gründen habe ich in den anschließenden Abb. 7 und 8 eine graphische Darstellung des Verlaufs der Hamburger Säkularkurve und der Kurve für Frankfurt a. M. für Lungenschwindsucht gegeben. Die Parallele zur Grundlinie kennzeichnet den Stand 1876—1880. Aus der Mitte des 19. Jahrhunderts stammt eine sehr lehrreiche Statistik von VIRCHOW, in dessen gesammelten Abhandlungen zur öffentlichen Gesundheitspflege, Bd. 1 über die Mortalitätsstatistik der Stadt Würzburg. VIRCHOW betont selbst, daß in Würzburg zahlreiche Wanderarbeiter waren und natürlich zog das große Krankenhaus auch Schwerkranke aus der Umgebung heran. Die Einwohnerschaft betrug in den Jahren 1852—1855 durchschnittlich 25000. Auf 1000 Todesfälle kamen 206 durch Tuberkulose, darunter 190,6 an Lungentuberkulose. In einem Jahr ereigneten sich durchschnittlich 142 Todesfälle an Lungentuberkulose und 175 an Tuberkulose überhaupt. Daraus folgt, daß auf 10 000 Einwohner die Lungentuberkulose damals 57,6, die Tuberkulose überhaupt 70,7 Einwohner im Jahre hinwegraffte. Das Quellenwerk der internationalen Statistik, Paris 1911, stellt das gesamte amtliche Material über die Sterblichkeit nach Todesursachen, soweit es vorliegt, zusammen. Einige Länder haben älteres Material als Deutschland. Die folgenden Tabellen 9 und 10 geben dieses Material wieder.

Tabelle 8. *Sterblichkeit in Hamburg.*

(Die Gesundheitsverhältnisse Hamburgs 1900.)

Jahr	Alle Krankheiten	Tuberkulose	Jahr	Alle Krankheiten	Tuberkulose
1820	26,1	45,5	1865	29,3	44,6
1825	24,9	50,4	1870	26,2	41,6
1830	35,1	75,9	1875	26,5	44,6
1835	27,3	54,1	1880	26,2	31,5
1840	28,9	55,1	1885	26,1	32,4
1845	28,5	64,9	1890	22,3	26,2
1850	28,3	54,9	1895	19,2	21,4
1855	24,7	51,0	1900	17,4	19,8
1860	25,7	42,7			

Tabelle 9. *Auf 10 000 Einwohner Sterbefälle an Lungentuberkulose.*

	1861 bis 1865	1866 bis 1870	1871 bis 1875	1876 bis 1880	1881 bis 1895	1886 bis 1890	1891 bis 1895	1896 bis 1900	1901 bis 1905	1906 bis 1908
England	25,3	24,5	22,2	20,4	18,3	16,4	14,6	13,2	12,1	11,4
Schottland	25,3	26,2	24,8	22,9	21,5	18,9	17,4	16,5	14,5	13,6
Irland	—	18,3	19,1	20,0	20,8	21,2	21,4	21,3	21,5	20,0
Norwegen	—	—	10,8	12,6	14,0	14,4	17,3	20,6	19,6	20,0
Finnland	—	37,4	41,4	36,7	25,5	25,6	26,1	27,3	29,1	27,9
Österreich	—	—	—	37,7	39,3	38,3	39,4	—	—	—
Schweiz	—	—	—	20,0	20,9	21,3	19,9	19,0	18,9	17,6
Deutschland . . .	—	—	—	35,7	34,1	30,4	22,4	19,4	18,6	15,9
Preußen	—	—	—	31,7	31,3	29,1	23,2	19,6	17,7	15,0

Es starben an Tuberkulose auf 10000 Lebende:

Tabelle 10.

	1880	1885	1890	1895	1900	1905	1909
Berlin	34,6	34,6	28,1	23,4	23,7	21,4	17,9
Bremon	39,7	44,8	31,3	27,9	24,7	18,5	15,1
Breslau	33,8	36,1	37,0	34,3	34,0	33,2	26,1
Köln	41,4	37,6	33,4	27,1	24,1	19,6	15,6
Dresden . . .	36,9	38,9	32,3	27,0	24,5	22,6	17,7
Hamburg . . .	31,5	32,4	26,4	21,5	20,4	15,6	13,1
Leipzig	35,5	35,4	30,2	24,5	22,4	20,8	16,3
München . . .	40,5	39,7	32,8	30,3	32,5	24,6	22,9
Stuttgart . . .	33,0	31,1	27,9	19,6	16,3	16,2	16,7
Budapest . . .	80,1	67,6	49,8	39,1	34,5	37,1	33,1
Lemberg. . . .	—	79,5	69,8	68,1	65,7	64,3	54,9
Prag	59,9	68,3	58,5	52,6	51,3	37,7	38,8
Wien	67,9	67,8	54,1	46,6	37,9	33,9	27,1
Antwerpen . .	27,2	27,6	22,5	22,0	18,1	13,1	11,0
Kopenhagen . .	31,7	24,8	23,4	19,7	18,3	15,8	13,2
Lyon	37,0	41,4	38,2	34,9	34,6	35,2	28,8
Paris	39,4	43,2	44,8	41,1	38,3	35,7	33,1
Brüssel	17,5	19,4	18,3	13,9	12,8	11,3	10,3
Dublin	23,5	35,2	34,9	31,7	34,3	30,3	24,7
Edinbourgh . .	19,9	20,7	18,9	16,7	18,1	14,5	10,6
Liverpool . . .	24,6	23,6	22,2	16,9	18,0	15,9	13,6
London	22,4	21,1	21,3	17,7	17,4	14,1	13,1
Florenz	38,8	38,1	33,3	25,4	23,8	26,8	22,5
Mailand	37,1	31,9	30,8	20,5	21,5	23,4	22,5
Neapel	24,1	32,5	21,7	21,1	20,1	16,8	13,4
Rom	—	—	19,32	17,8	14,97	15,26	12,58
Christiania . .	35,2	31,3	28,6	30,2	27,6	21,9	21,5
Amsterdam . .	25,1	25,2	20,1	19,7	15,1	14,6	14,5
Bukarest . . .	40,8	45,3	38,1	46,5	36,5	42,3	42,8
Moskau	44,5	42,3	40,5	35,5	29,6	25,7	27,2
Warschau . . .	43,0	36,4	29,6	26,1	23,8	23,1	25,1
Petersburg . .	62,9	50,9	41,0	35,3	31,4	29,0	27,4
Stockholm . .	37,5	34,4	27,9	25,5	24,3	22,2	23,4
Basel	32,2	32,6	17,2	15,6	15,3	11,6	—

Die Tabelle 10 entnimmt einem Quellenwerk des Antwerpener statistischen Amtes die Todesursachenstatistik einer Reihe europäischer Städte mit guter amtlicher Statistik.

Aus diesen Tabellen geht ebenso wie aus den anderen Angaben hervor, daß ungefähr seit 1780 bis zur Mitte des vorigen Jahrhunderts die *Tuberkulosesterblichkeit gegenüber der Gegenwart und wahrscheinlich auch gegenüber dem früheren Jahrhundert abnorm hoch war,* viel höher, als es bisher überhaupt der Beurteilung gegenwärtig geworden zu sein scheint. Seit dem Jahre 1870 ging die Sterblichkeit zurück, aber sehr ungleich in den einzelnen Ländern von Westen nach Osten und in Städten wie Wien, Lemberg, Warschau, Budapest hielt sich diese übergroße Sterblichkeit, die für die erste Hälfte dieses Jahrhunderts wohl die allgemeine war, sogar bis zu den Jahren 1880—1900. Eine Bewertung der Sterblichkeit des 17. Jahrhunderts und der ersten Hälfte des 18. Jahrhunderts ist mangels Material ausgeschlossen. Tatsache ist, daß in den Jahren von 1760 an die Sterblichkeit nahezu das Doppelte derjenigen von Deutschland im Jahre 1880 erreichte und daß in England, Schweden seit 1860, in Belgien etwas später, in Deutschland etwa seit 1885 der bis heute sich fortsetzende Rückgang begann, der in Deutschland, wenn auch nicht in allen Städten, seit diesem Zeitpunkt zu einer Senkung der Zahl unter 30 führte. Wie die Arbeit von ROESLE über die Tuberkulose in überseeischen Ländern mitteilt, wurden diese hohen Zahlen in südamerikanischen Großstädten um 1900 noch erreicht oder übertroffen.

Die Abnahme setzte sich fort bis zu den heutigen Zahlen von 9. Diese Tatsache eines Gipfels von für uns unerhörter Höhe vor genau 100 Jahren und eines Abstiegs, der unter allen Umständen zu außerordentlich viel tieferen Werten führte, als sie im 17. Jahrhundert herrschten, gibt uns eine Unterlage für die Bewertung der Tuberkulose als Volksseuche.

Weiter ist daraus zu schließen, daß auch hier kurvenmäßige Schwankungen von zeitlich sehr lang hingezogener Ausdehnung vorliegen, und da anzunehmen ist, daß der Ansteckungsstoff in dieser Zeit keine Wandlungen erfahren haben wird, müssen die Gründe für die Einnistung der Krankheit in der Bevölkerung, und später für das Absinken im Laufe der späteren Jahrzehnte entweder auf genotypische oder auf peristatische Ursachen zurückgeführt werden.

Aus dem Vorhergegangenen ergab sich zunächst nur die Tatsache einer für heutige Begriffe überaus großen Steigerung der Tuberkulosesterblichkeit, die etwa von den achtziger Jahren des 18. Jahrhunderts in den westlichen Gegenden bis zu den sechziger Jahren des 19. Jahrhunderts anhielt, in den östlichen aber sich bis in die achtziger Jahre und länger hinzog. Die *Beurteilung* dieser Erscheinung wird aber durch folgende Angaben noch in ein *neues Licht* gesetzt. AUGUST HIRSCH hat in seiner 1862—1864 erschienenen „historisch-geographischen Pathologie" eine Reihe von Zahlenangaben über das Auftreten von Lungenschwindsucht in europäischen und nordamerikanischen *Großstädten* aufgestellt. Auch hier ergaben sich große Verschiedenheiten. Das merkwürdigste ist, daß, während agrarische Staaten wie Dänemark, Bayern usw. für die damalige Zeit verhältnismäßig niedrige Werte aufwiesen, gerade englische und schottische Großstädte überaus hohe Zahlen zeigten; HIRSCH gibt sie auf 1000 Einwohner für

	Edinbourgh mit	4,8	
	Glasgow mit . .	7,0	
	Greenock mit .	5,2	
aber auch	Boston mit . .	7,3	(1811 — 1840)
	New York mit .	8,7	(1805 — 1837)
	Philadelphia mit	5,6	(1807 — 1840)
	Baltimore mit .	4,4	(1836 — 1850)

an.

Auch OESTERLEN führt in seiner 1874 erschienenen medizinischen Statistik in den Jahren von ungefähr 1840—1850 für die Städte sehr hohe Zahlen an, aus denen nur diejenigen für Belgien, das bekanntlich um diese Zeit eine sehr hohe Schwindsuchtssterblichkeit hatte und für Frankreich angeführt werden sollen.

Für Luxemburg nennt er auf 1000 Einwohner 4,9
Für Paris 4,5
Für Liverpool . . . . 6,4.

Auch die im Jahre 1879 erschienene hygienische Lokalstatistik der Stadt Breslau, die der Bezirksphysikus JAKOBI berechnet hat, setzt sie für die Jahre 1863—1865 mit 4,75 ein. Diese Sterblichkeit hielt sich bis zum Jahre 1869 mit 4,62, um dann langsam im nächsten Jahrzehnt abzusinken.

Sobald man aber berücksichtigt, daß es sich um *Großstädte* handelte und den Vergleich mit den zeitlich zusammenfallenden Zahlen der *Landbevölkerung* zieht, ergeben sich erhebliche Unterschiede. Denn in den von HIRSCH und OESTERLEN aufgeführten *Ländern* war die Gesamtsterblichkeit erheblich niedriger als die für die Großstädte aufgeführten Zahlen. Für Stadt und Land stellt für wenige Jahre WÜRZBURG in den Veröffentlichungen des Kaiserlichen Gesundheitsamtes, Bd. 2, folgende Zahlen gegenüber. In Preußen war die Zahl der Sterblichkeit an Lungenschwindsucht

	in den Stadtgemeinden	in den Landgemeinden
1875	34,7	30,4
1876	35,8	28,4
1877	37,4	29,2
1878	38,2	29,6
1879	38,2	29,5

Diese Tatsache findet eine weitere Bestätigung durch den Vergleich der Tabellen 9 und 10. In annähernd der gleichen Zeit, wo Edinbourgh und Breslau so hohe Sterbezahlen aufwiesen, lagen die von ganz Schottland, England und Preußen ganz erheblich niedriger. In diesem Zusammenhange gewinnt eine lange zurückliegende Bemerkung von VIRCHOW erneute Bedeutung, da wir ja zu sehr geneigt sind, nur im Sinne unserer Zeit zu denken und uns schwer in vergangene versetzen. VIRCHOW macht im Archiv für pathologische Anatomie, Bd. 2, 1848, Mitteilungen über die oberschlesische Typhusepidemie und in den Sitzungen der Würzburger physikalischen und medizinischen Gesellschaft 1852 solche über die Not im Spessart. Er betont für beide Gegenden die *Seltenheit* der Tuberkulose in den Dörfern trotz schlechtester Wohnung und Ernährung. Im Spessart, wo er die ungünstigsten Wohn- und Ernährungsverhältnisse fand, sah er trotz großer Aufmerksamkeit in den Dörfern nur vereinzelte Fälle von Lungentuberkulose, in dem noch trostloseren Oberschlesien überhaupt keine solche. Das verwunderte ihn keineswegs, denn die eigentlichen Herde der tuberkulösen Erkrankungen seien die Städte und namentlich die großen Städte.

Natürlich wird in den Landgemeinden die gesamte Todesursachenstatistik noch fehlerhafter gewesen sein als in den damals auch nur wenig besser zu beurteilenden Stadtgemeinden. Aber die Lungenschwindsucht gibt doch ein so charakteristisches Bild, und die persönlichen Beziehungen sind auf dem Lande so enge, daß gerade für die betrachtete Krankheit die Fehlerquellen nicht groß genug sind, um so erhebliche Unterschiede hervorzurufen. Und VIRCHOW beobachtete selbst und mit besonderem Scharfsinn und Interesse. Da die enorme Übersterblichkeit, von der die Rede war, als ein *Charakteristicum der Großstadt* anzusehen ist, so darf man für die Städte des 17. Jahrhunderts, die in ihren engen Beziehungen zum Lande und in ihren beruflichen Verhältnissen sich kaum von den kleinen Landstädten der späteren Jahrhunderte unterschieden haben mögen, trotz größeren Tiefstandes hygienischer Kultur vermuten, daß dort die Schwindsuchtsterblichkeit auch nicht größer gewesen sein wird als in der geschilderten späteren Zeit auf dem Lande und in den kleinen Städten. Träfe dies zu, so wären die Verhältnisse von 1700 denen von 1900 gleichzusetzen und zwischen 1780 und 1880 läge eine überaus hohe Erhebungswelle mit dem Scheitel um 1830—1860. Und es läge nahe das mit der Menschenanhäufung in den neu erstehenden Großstädten und der dort einsetzenden maschinellen Industrialisierung in ursächlichen Zusammenhang zu bringen, wie dies AUGUST HIRSCH nachdrücklich folgert.

Bei der grundsätzlichen Bedeutung, welche dieser Frage zukommt, sei auf die Stellungnahme und die Quellenangaben von AUGUST HIRSCH in seiner historisch-geographischen Pathologie etwas eingehender hingewiesen. HIRSCH kann in klimatischen Einwirkungen, wie Höhenlage, Luftfeuchtigkeit, Temperaturschwankungen usw. und dem Vorkommen von Schwindsucht auf Grund seiner Feststellungen immer nur einen mehr oder weniger entfernten kausalen Zusammenhang finden; man müsse die Krankheitsursache in eine weit nähere Beziehung zu jener Kategorie von Schädlichkeiten bringen, welche in *gesellschaftlichen* Mißständen wurzelnd den Inbegriff einer *fehlerhaften* (privaten oder öffentlichen) Gesundheitspflege bildet. Von dieser Auffassung läßt er sich auch beim Vergleich von Stadt und Land leiten. Er stellt es als eine unbestreitbare Tatsache hin, daß Schwindsucht vorzugsweise häufig in Gegenden mit einer gedrängt lebenden Bevölkerung vorkomme, und daß die Häufigkeit der Krankheit ceteris paribus in einem geraden Verhältnis zur *Dichtigkeit* der Bevölkerung stehe, daß sie ihr Maximum in den großen dicht bevölkerten Städten finde, im Gegensatz zum flachen Lande, wo sie weit sparsamer auftritt. Er weist darauf hin, daß selbst in Gegenden, wo Schwindsucht selten oder ganz unbekannt sei, die großen Städte eine Ausnahme machten und belegt das durch Beispiele, die heute für uns nicht mehr nachprüfbar sind. Dann bringt er eine von ihm aufgestellte Tabelle der Grafschaften Englands nach der Bevölkerungsdichtigkeit, die aber zugleich eine Funktion der industriellen Betätigung ist. Sie schwankt von 41 000 Einwohner auf die Quadratmeile (London) bis zu 3000. Die Zahlen für die industriellen Bezirke liegen für die Bevölkerung außer London zwischen 22 600 und 7000; dementsprechend die Ziffer der Schwindsuchtsterblichkeit zwischen 37 und 28; die Bevölkerungsziffer der rein landwirtschaftlichen Grafschaften liegt zwischen 5800 und 3000; ihre Schwindsuchtsterbeziffern zwischen 24 und 21. In ganz Massachusets sei die Sterbeziffer 29, in ihren beiden Fabrikstädten 38. Es folgen zahlreiche Zitate aus dem amerikanischen Schrifttum der ersten Hälfte des vorigen Jahrhunderts, nach denen der Anstieg mit dem Wachstum der Städte von Osten nach der Mitte und Kalifornien gewandert sei. Die im Ergebnis übereinstimmenden Angaben fallen in einen längeren Zeitraum, die ersten Mitteilungen aus den Jahren 1828 und 1836 wurden durch nachfolgende aus anderen Gegenden, die später zu Bevölkerungsmittelpunkten wurden, bestätigt, die in die Jahre um 1860 fielen. In Neu-Seeland sei nach englischen Quellen die einheimische früher nomadisch lebende Bevölkerung nach langen Kämpfen mit den Kolonisten auf einen kleinen Distrikt zurück- und zusammengedrängt worden, die Regierung sorgte für Lebensmittel, Kleidung und Wohnung; die Folge war eine enorme Sterblichkeit, besonders an Schwindsucht, welche die Regierung zwang, die Maßnahmen aufzuheben und die eingeborene Bevölkerung ihrer früheren Lebensweise wieder zuzuführen, infolgedessen sich die Schwindsucht auch in der Tat sehr vermindert habe. Dann folgen Angaben über die Übersterblichkeit in Gefängnissen, Kasernen innerhalb der Garnison, Klöstern.

Wir wissen heute, daß hier außer der Zusammendrängung noch andere Ursachen mitwirkten, und daß es trotz der Menschenhäufung möglich gewesen ist, der Übersterblichkeit Herr zu werden. Nicht also die Erklärung, sondern nur die ihr zugrunde liegenden zahlenmäßigen Tatsachen dürfen uns beschäftigen. Man darf aus ihnen nur folgern, daß die extrem hohen Steigerungen im behandelten Zeitraum überwiegend auf Rechnung der Großstädte kamen, und zwar besonders solcher, mit deren Anwachsen eine Häufung der eben sich durchsetzenden Großindustrie verbunden war. Die Lehre von der Bedeutung der Bevölkerungsdichtigkeit, gleichviel, ob sie früher richtig war oder nicht, darf heute jedenfalls nicht mehr aufrecht erhalten werden. Sie ist hinfällig anläßlich der Zahlenangaben von S. ROSENFELD in seinem wiederholt erwähnten Bericht an den Völkerbund und durch die Arbeiten von G. WOLFF und A. WEBER in der Gegenüberstellung von Industrie- und Agrarländern, in der die ersteren in der Gegenwart günstig abschneiden.

Allgemeines über die Tuberkulose der Lebensalter.

Schon bei Beginn der Untersuchung eines verschiedenen Verhaltens der Lebensalter treten sofort eine Anzahl neuer methodischer Fragen in den Vordergrund.

Wenn man zunächst ganz allgemein im Sinne der Ausführungen von GILL, die ähnlich sich auch bei ERICH MARTINI finden, nach den Reservoiren für die Tuberkulose der verschiedenen Lebensalter fragt, so kommt dasjenige Reservoir, das bei Krankheiten wie Malaria und Fleckfieber eine so außerordentlich wichtige Rolle spielt, die Lebensweise etwaiger die Seuche verbreitenden Insekten, für die Tuberkulose aller Alter nur verhältnismäßig wenig in Betracht. WILHELMI erwähnt in seinem großen Werk über die Insekten als Krankheitsüberträger die Bedeutung der Fliegen, die den Auswurf im Sommer verbreiten können und nennt weiter etwa noch die Schaben, von denen experimentell dargetan sei, daß sie Tuberkulosebacillen übertragungsfähig aus dem Darmkanal ausschieden. Die Rolle der Fliegen als Krankheitsverbreiter darf bei der Größe der Ansteckungsgefahr unmittelbar durch den erkrankten Menschen keine erhebliche Rolle spielen, was auch die Zukunft über invisible Zwischenformen des Tuberkulosebacillus noch feststellen wird. Auch verschiedene Lebensformen der Erreger darf man ausscheiden. Eine kritische Zusammenfassung des heute vorliegenden Tatsachenmaterials über diese letztere Frage gibt CLAUBERG. Das eine lehrt in dieser Frage übereinstimmend Beobachtung und Versuch, daß die aus den Krankheitsprodukten in die Außenwelt lebensfähig ausgeschiedenen Bacillen in ihrer sichtbaren Form mit ihrer ungeheuren Zahl unmittelbar durch Übertragung auf einen zweiten Menschen ausreichend sind, um die Hauptquelle der Ansteckung zu bilden. Über die geringe Zahl der Bacillen, die für eine Vermehrungsfähigkeit im Organismus ausreichen, haben SELTER und BRUNO LANGE ausgiebige Feststellungen gemacht. An der Tatsache, daß zur Erzeugung einer neuen Erkrankung lebensfähige Tuberkulosebacillen unerläßlich sind, rüttelt heute niemand. Erörterungsbedürftig ist heute wiederum für alle Lebensalter besonders noch die weitere Frage, ob und in welchem Umfange aus der Infektion auch die fortschreitende Krankheit folgt oder erfolgen muß. Und hier zeigt sich sofort ungleiches Verhalten nach den Altersgruppen. Die ruhende Infektion wird durch die Zahlen, die das Verfahren nach PIRQUET ergibt, erwiesen. Der weitere Schritt von der Infektion zur Krankheit hängt von einer Reihe von Faktoren ab, unter denen das *Alter* und die überkommene oder zeitweise erworbene Anlage die Hauptrolle spielen.

Sobald man aber als widerspruchslos unterstellt, daß der Krankheitsfall eines Menschen irgendwelchen Alters durch die vorangegangene gleichartige Erkrankung eines anderen Lebewesens hervorgerufen wird, das durchaus nicht notwendig, nicht einmal wahrscheinlich der gleichen Altersstufe anzugehören braucht, so taucht eine bisher nicht behandelte Frage der Messung auf, die erst jetzt Bedeutung gewinnt. Von vornherein entsteht nach Analogie anderer, namentlich der akuten übertragbaren Erkrankungen die Vermutung, daß derselbe Kranke während der Dauer seiner Erkrankung nicht einen Menschen, sondern eine größere Zahl von solchen der Übertragung aussetzen wird. Ein besonderer Fall ist der, daß der Erkrankte denselben Menschen nicht einmal, sondern in verschiedenen Intervallen mehrmals infiziert. Gerade das ist für die lange dauernde Tuberkulose zu erwarten, insbesondere bei solchen Altersklassen, die durch ihren Anspruch an Versorgung an ältere enger gebunden sind, darunter natürlich auch in einem faßbaren Bruchteil an Tuberkulöse, also Kinder in der Familie Tuberkulöser. Und in der Tat ist diese Frage der Übertragung auf viele und der wiederholten Übertragung auf dasselbe Individuum, wie auf S. 46 ausgeführt, von REDEKER u. a. zum Gegenstand besonderer Folgerungen gemacht worden. Nun verhindert auch hier wieder die mehrjährige Dauer der Krankheit so einfache rechnerische Ansätze wie bei den akuten Infektionen; die Methode, wie man eine etwaige Zunahme oder Abnahme der aus anderen gleichartigen Erkrankungen entstandenen Neuerkrankungen zu berechnen hat, wird eine andere.

Wenn man von der Erwartung einer Zunahme der Erkrankungen bei einer Epidemieform ausgeht, bei der ein Mensch die Ansteckung auf mehrere überträgt, so hatte sich gezeigt, daß im Gegensatz zu den akuten übertragbaren Infektionskrankheiten eben diese Annahme für die Tuberkulose nicht bestätigt wurde. Die säkulare Kurve zeigte seit 1875 ein stetes Absinken. Bei welchem Zahlenverhältnis aber darf man von einer Abnahme sprechen? Da es sich um sehr lange Zeiträume handelt, ändern sich in dem Wert der relativen Mortalität im Laufe der Jahre Zähler und Nenner. Die Bevölkerung nimmt durch Geburtenüberschuß in einem bestimmten Tempo bei normalen Verhältnissen zu und dasselbe wäre, wie soeben als nicht eingetreten gekennzeichnet wurde, für die Erkrankungen zu erwarten gewesen sein, die unter den gewöhnlichen Verhältnissen ebenfalls in Zunahme — wenn auch in einer anderen Kurve hätten ansteigen müssen.

Man muß sich folgendes klarmachen:

Sobald die Zahl der an Tuberkulose fortschreitend Erkrankenden, die aus dem Reservoir der Erkrankten neu ergriffen werden, in demselben Verhältnis in längeren Zeiträumen anwächst, wie die Bevölkerung zunimmt, so muß die Mortalitätszahl auf die Einheit der Bevölkerung die gleiche bleiben; wenn aber innerhalb eines bestimmten Zeitraumes an die Stelle eines jeden durch Tod oder Genesung ausscheidenden Tuberkulösen immer nur ein einziger neuer Fall hinzutritt, wenn also die absolute Zahl der fortschreitend tuberkulös Erkrankten in dem Zeitabschnitt etwa eines Jahrfünfts nur die gleiche bleibt, so muß in einer normal wachsenden Bevölkerung die relative Morbidität sogar abnehmen. Man kann dies ja auch nach der Schulregel, die uns EULER lehrte, mit der Zinseszinsberechnung darstellen, noch einfacher und ausreichend ist die bloße Division. Preußen hatte im Jahre 1880 an 27 Millionen Einwohner, 1895 dagegen 31 Millionen. Im Jahre 1880 starben 85 000 Menschen in Preußen an Tuberkulose, also 31,4 auf 10 000. Im Jahre 1895 hätte die gleiche absolute Sterbezahl 27 auf 10 000 ergeben, weil seitdem die Bevölkerungszahl ja auf 31 Mill. gewachsen war, und das bewiese zunächst nur, daß die absolute Zahl der Tuberkulosesterbefälle innerhalb dieses Zeitraumes die gleiche geblieben ist, d. h. daß aus je einem Fall nach dessen Ableben wieder ein neuer entstanden ist. Erst ein stärkeres Absinken, wie es später auch wirklich auftrat, würde eine echte Abnahme der Tuberkulosesterblichkeit bedeuten, d. h. es würden für 100 durch Tod ausgeschiedene Fälle weniger als 100 neue getreten seien. Diese Frage aber wird für die Beurteilung der Sterblichkeitsabnahme insgesamt und für die Beurteilung der Tuberkulose nach Altersklassen von Wichtigkeit. In der Gesamtsterblichkeit ist in der Tat von einem bestimmten Zeitpunkt an eine wirkliche Abnahme zu verzeichnen, d. h. auch *absolut* genommen, ist in England, Deutschland, Belgien und sehr vielen anderen europäischen Ländern trotz der sehr starken Anstiege der Bevölkerung im Laufe der Jahrzehnte die Zahl der Tuberkulosetodesfälle stark abgesunken. Es trat also an die Stelle eines durch Heilung oder Tod in dem mehrere Jahre betragenden Zeitraum ausgeschiedenen Krankheitsfalles nicht eine gleiche Einheit neuer Erkrankungen, sondern eine geringere Zahl ein, und das trotz der Vermehrungstendenz seuchenartiger

Erkrankungen. Die Summe der Kräfte, die der Vermehrungstendenz entgegenwirken, wurde also erheblich stärker als derjenigen, welche die Übertragung begünstigten, während die Lage ein Jahrhundert früher umgekehrt war. Die beigefügten Tabellen 11 und 12 geben für Preußen und England dies Verhältnis in einer Indexberechnung wieder. Der Unterschied im Verhalten von Stadt und Land sowie der Berufe und der verschiedenen wirtschaftlichen Schichten lehrt, daß das Wirken dieser der Zunahme entgegenwirkenden Kräfte extensiver, nicht intensiver war, ihr Erfolg scheint sich dadurch zu erklären, daß sie sich auf eine größere Zahl bedrohter und früher erfaßter Menschen erstreckt haben.

Setzt man die absolute Zahl der Einwohner Preußens und die absolute Zahl der Sterbefälle an Tuberkulose des Jahres 1876 = 100, so bekommt man die folgenden Indexzahlen.

Tabelle 11.

Jahr	Einwohnerzahl	Tuberkulose-sterblichkeit
1876	100	100
1880	105	100,1
1885	108	105
1890	111	100,4
1895	122	88
1900	132	84
1905	143	84
1911	156	73
1925	147	44
1928	150	36

Weniger steil verläuft die Kurve für England und Südwales, die nur auf die Sterblichkeit an Tuberkulose der Lungen berechnet ist.

Tabelle 12.

Jahr	Einwohnerzahl 1870 = 100	Sterblichkeit an Tuberkulose der Lungen
1870	100	100
1875	103	98
1880	114	89
1885	121	88
1890	127	89
1895	135	78
1900	148	80
1905	152	72
1911	160	72
1924	171	60

Das trifft aber nicht mehr durchweg zu, wenn man die *Gesamtsterblichkeit* nach *Altersklassen* und zu verschiedenen Zeitabschnitten teilt. Es ist schon früher darauf hingewiesen worden, daß die Abnahmekurve für das Kindesalter und das Alter der Berufsfähigen zu verschiedenen Zeitpunkten und in ganz verschiedenen Graden einsetzte. Vom epidemiologischen Standpunkt aus sind die Tuberkulose der Kinder und diejenige der Berufsfähigen ganz verschiedene Krankheiten, abgesehen von der gleichen Ätiologie und den gleichen Möglichkeiten der Infektion. Dazu kommt noch ein letzter Gesichtspunkt. Das Verhältnis der Zahl der Infizierten zur Zahl der nach der Infektion Erkrankenden und das Verhältnis der Zahl der Erliegenden zur Zahl der fortschreitend Erkrankenden ist in jedem Lebensalter verschieden. Deshalb wird es notwendig, bei den nunmehr anzustellenden Betrachtungen drei Gruppen besonders zu betrachten:

1. die Tuberkulose der Säuglinge;
2. die Kindertuberkulose;
3. die Tuberkulose des erwachsenen Lebensalters, deren Hauptform die Lungenschwindsucht ist, die ja auch nach den RANKEschen Lehren und ihrer Erweiterung durch REDEKER und andere heute als ein ganz anderes Stadium der tuberkulösen Infektion und der Immunitätshöhe angesehen wird.

Säuglingstuberkulose.

Die *Säuglingstuberkulose* ist eine durch Übertragung sich verbreitende akute Infektionskrankheit von typischem Verlauf. Da wir hier die zahlenmäßige Grundlage für das epidemische Geschehen mit hinreichender Genauigkeit kennen, eignen sich die ermittelten Tatsachen hervorragend zu Vergleichen mit anderen akuten Infektionskrankheiten des Kindesalters und für Schlußfolgerungen über den Verlauf der Tuberkulose in anderen Altersklassen. Das Reservoir der Säuglingstuberkulose ist der Tuberkulosebacillus eines vorher erkrankten Lebewesens; kein neuer Tuberkulosefall ohne diese. Schon im ersten Jahrzehnt nach der Entdeckung des KOCHschen Bacillus tauchten Angaben auf, nach denen er die an das Tier angepaßte Lebensform eines höheren Pilzes sei, von dessen Vorkommen in der Außenwelt aber nie etwas bekannt wurde. Neuerdings ist wie schon erwähnt vielfach von einer invisiblen Form, die filtrierbar ist, die Rede. An den Tatsachen der Übertragung in derjenigen Form, die uns im Tierorganismus hinlänglich bekannt ist, wird sich aber, soweit es sich heute übersehen läßt, dadurch nichts ändern. In dieser Form erhält er sich in den Ausscheidungsprodukten erkrankter Menschen und Tiere für eine verhältnismäßig kurze Zeit in deren Außenwelt und Umgebung übertragungsfähig. Auch dadurch wird die prinzipielle Unterlage nicht geändert. Für die Säuglingstuberkulose sind demnach die Reservoire die Milch und die Milchprodukte erkrankter Tiere und die Ausscheidungen erkrankter Menschen. Bei der Unterscheidung in Typus bovinus und Typus humanus an untersuchten Leichen tuberkulöser Kinder wurde nach KLEINSCHMIDT in Deutschland das Verhältnis von 8—10%, von SPRING in Utrecht und PARK in England auf 20—25% festgestellt. Auch LYDIA RABINOWITSCH findet ähnlich hohe Zahlen. Die Feststellung an Leichen hat aber die Lücke, daß sie nicht zwischen natürlich und künstlich ernährten Kindern unterscheidet. In einer statistischen Mitteilung von mir, die genau die gestorbenen Säuglinge nach der Ernährung trennte, konnte ich für Berlin darauf hinweisen, daß bei natürlich ernährten Mütter- und Ammenkindern insbesondere tuberkulöse Hirnhautentzündungen zu den außerordentlich großen Seltenheiten gehören, und selbst nach Ausschluß der Magen- und Darmkrankheiten als Todesursache in der Indexberechnung liegen die Sterbezahlen bei natürlicher Ernährung tief unter den Todesfällen an Tuberkulose bei künstlich ernährten Säuglingen. Wenn heute das Verhältnis der natürlich ernährten Säuglinge zu den künstlich ernährten etwa 40% beträgt, so kommen die 10—20% bovine Tuberkulose überwiegend auf die 60% der Flaschenkinder, und daher würden sich für diese die Zahlen auf das eineinhalb bis dreifache erhöhen. Grundsätzlich ändert sich auch dadurch epidemiologisch noch nicht viel. Die Eingangspforten der Infektion sind überwiegend die Mund- und Rachenhöhle, von der dann der Keim nach dem Lokalisationsgesetze durch die Lymph- und Blutbahnen des Verdauungskanals, besonders wohl auch des Darmkanals, in den Organismus aufgenommen wird und sich dort unaufhaltsam vermehrt. Ein interessantes Kuriosum bildet die Eingangspforte durch die verletzte Haut in das Unterhautbindegewebe, besonders in der Form der Beschneidungsoperation. Auch diese führt nach örtlicher Primärinfektion genau wie beim hochempfänglichen Versuchstier in der Mehrzahl der Fälle unaufhaltsam in kurzer Zeit zur generalisierten Tuberkulose. Über die Lokalisation der Säuglingstuberkulose in den einzelnen Organen nach Todesfällen bringt die Statistik der einzelnen Länder zum Teil weit zurückreichende Angaben, die aber wegen ungleicher Einteilung untereinander schwer vergleichbar sind, und die weiter, weil der Begriff der tuberkulösen Erkrankung im Laufe der Jahrzehnte vielfache Änderungen erfuhr, und außerdem die Tödlichkeit der einzelnen Lokalisationen sehr ungleich ist, mit äußerster Vorsicht zu bewerten sind. Die umfassendsten Angaben macht S. Rosenfeld in seiner für den Völkerbund 1925 zusammengestellten Untersuchung über die Tuberkulosestatistik. Danach betrug für das Säuglingsalter auf 100 Todesfälle der Anteil der Lungentuberkulose durchschnittlich ungefähr 1,5%, der Anteil der Gehirnhauttuberkulose 12—18%, der Darmtuberkulose 14%, der Bauchfelltuberkulose 5%, der allgemeinen Tuberkulose 7—8%, der Lymphdrüsentuberkulose 30—40%. Nach der letzten Statistik des Deutschen Reiches ergab sich folgendes Verhältnis (Tab. 13). Die folgende von mir für Berlin 1904 bis 1916 an über 5000 an Tuberkulose gestorbenen Kindern von 0—5 Jahren berechnete Tabelle 14 ergibt ganz andere Verhältnisse. Die neuesten Zahlen der Reichsstatistik weichen wieder von denen Berlins in der Verteilung sehr stark ab. Man kann also von der amtlichen Statistik mit ihren hier besonders großen Fehlerquellen von Falschmeldungen nicht viel anfangen und sollte sich lieber auf Individualstatistiken stützen in einer Frage, die schließlich mehr klinisches als epidemiologisches Interesse besitzt. In den Zahlen bei den Vergleichen verschiedener Zeiten ändert sich die Verteilung und der Gesamtwert. Besonders großen Rückgang an den Todesfällen zeigt im Laufe der Jahrzehnte die Lymphdrüsentuberkulose. Nach Lydia Rabinowitsch soll bei boviner Infektion der Anteil der Darm- und Bauchfelltuberkulose ein höherer sein. Sonst aber hängt die Form der Lokalisation gerade hier weniger von der Eingangspforte als von der von vornherein gegebenen größeren Hinfälligkeit bestimmter Organe ab.

Bei 5117 in Berlin 1904—1916 als an Tuberkulose verstorben gemeldeten Kindern unter 5 Jahren wurden folgende Lokalisationen angegeben (s. Tab. 14, S. 38).

Die Tuberkulose der Säuglinge ist meistens eine geschlossene. Eine kühne Phantasie, die doch ihre Berechtigung hat, darf darauf hinweisen, daß dieser Umstand eine besondere epidemiologische Bedeutung besitzt. Wenn für die Säuglingstuberkulose Organdispositionen beständen, denen zufolge auch die Eingangspforten mit harmloseren Veränderungen reagierten und in ihrem Zerfall in größerem Umfange die Ausscheidung der Krankheitsprodukte nach außen ermöglichten, so läge eine epidemiologische Lage vor, ähnlich wie bei der Cerebrospinalmeningitis oder der spinalen Kinderlähmung, bei denen schon rudimentäre Formen durch primäre Erkrankung der Schleimhäute zur Weiterverbreitung

Tabelle 13. *Auf 1000 Sterbefälle kamen in Deutschland 1925*[1] *Todesfälle an Tuberkulose*

Alter		Tuberkulose der Lungen	Tuberkulose anderer Organe	Akute allgemeine Miliartuberkulose
0— 1 Jahr,	männl. .	5,0	5,2	0,8
	weibl. . .	5,5	5,6	0,7
1— 5 Jahre,	männl. .	24,4	54,6	5,1
	weibl. . .	26,0	55,2	4,4
5—15 „	männl. .	62,7	76,3	6,9
	weibl. . .	135,6	85,4	10,5
15—30 „	männl. .	298,7	32,5	4,8
	weibl. . .	398,5	34,0	6,1
30—60 „	männl. .	140,2	12,5	2,0
	weibl. . .	139,3	14,7	1,6
60—70 „	männl. .	41,7	5,2	0,4
	weibl. . .	34,7	7,0	0,4
70 u. mehr „	männl. .	9,7	2,0	0,1
	weibl. . .	8,2	2,5	0,1
Zusammen	männl. .	72,3	12,6	1,6
	weibl. . .	77,7	13,1	1,5

Tabelle 14.

	0—1 Jahr	1—2 Jahre	2—5 Jahre
Tuberkulose der Lungen . . .	39,1%	36,1%	24,7%
Miliare Tuberkulose	5,3	4,8	6,6
Skrofulose	8,1	4,5	2,4
Tuberkulose der Haut	0,3	—	—
Tuberkulose der Knochen. . .	2,6	2,7	3,2
Tuberkulöse Meningitis	37,1	47,6	55,7
Unterleibstuberkulose	7,5	4,3	7,4

beitragen. Die eine prognostisch günstige Lokalisation würde also an der Übertragung beteiligt sein, aber erst die sekundäre Beteiligung zentraler Organe wäre für die schlechte Prognose verantwortlich. Und wenn gar, wie bei der Malaria und anderen Krankheiten, in bestimmten Ländern bestimmte blutsaugende Insekten vorkämen, die aus den Geweben gerade des tuberkulosekranken Kindes, in dessen Blut nachweisbar der Tuberkulosebacillus zeitweise kreist, ihn in sich aufnehmen und in ihren Geweben diesen lebensfähig erhielten, um ihn dann auf andere Menschen, insbesondere Kinder zu übertragen, so hätte aus der Tuberkulose eine Kinderkrankheit entstehen können von einem so entsetzlichen Ausmaß, daß sie trotz ihrer an das Leben der blutsaugenden Insekten geknüpften jahreszeitlichen Schwankungen ganze Völker ausgerottet und ganze Länder unbewohnbar gemacht hätte.

Durch ihren Charakter als fast stets nach außen geschlossener Prozeß kennzeichnet sich die Säuglingstuberkulose als eine Erkrankung, die von anderen Lokalisationen eines späteren Alters grundsätzlich unterschieden ist. Die Kette der Übertragungen kommt beim erkrankten Säugling endgültig zum Stillstand und wird unterbrochen. Die Säuglingstuberkulose ist also in den Verzweigungen der epidemischen Ausbreitungen einer übertragbaren Krankheit

[1] Statistik des deutschen Reiches 1930, Nr. 360.

ein Endglied, das blind endet. Sie ist an sich zwar völlig abhängig von der Höhe der Verbreitung der Krankheit in den anderen Altersklassen, aber sie ist nicht selbständig an der Weiterverbreitung und der Zunahme beteiligt. Für die Tuberkulose der anderen Altersklassen und für die anderen akuten Infektionskrankheiten des Kindesalters trifft das schon nicht mehr in gleichem Grade zu.

Was das *Haften der Infektion* betrifft, so gilt zwar allgemein, daß man Empfänglichkeit und Hinfälligkeit streng trennen muß. Denn es gibt gerade im Kindesalters akute Infektionen mit einer außerordentlich großen Empfänglichkeit, wie Masern und Windpocken und andere weitere mit einer sehr geringen Empfänglichkeit, aber sehr hoher Hinfälligkeit, wie namentlich die Infektionen des zentralen Nervensystems. Dazwischen stehen die Krankheiten von mittlerer Empfänglichkeit und Hinfälligkeit wie Diphtherie, Scharlach und Kindertyphus, wobei die Lebensjahre größere Unterschiede bedingen. Hier besteht sogar vielfach ein Antagonismus zwischen beiden Faktoren. KISSKALT hat statt der obigen Bezeichnungen die zahlenmäßig besser erfaßbare Bezeichnung der Extensität und Intensität eingeführt. Bei der Extensität müssen wir an sich begrifflich scheiden, wie weit die Infektion zahlenmäßig schlummernd bleibt, und wie weit sie sogleich fortschreitend wird. Für die Säuglingstuberkulose liegen umfassende zahlenmäßige Bestimmungen mit Trennung der Extensionsgröße in der Umgebung Erkrankter insgesamt vor. Wir haben im Pirquetverfahren ein gutes Mittel der Erkennung. KLEINSCHMIDT betont zutreffend den Unterschied bei der cutanen und subcutanen Infektion. Wie die Tabellen S. 48 und 49 beweisen, ist im Säuglingsalter der Prozentsatz der Pirquetpositiven Befunde erheblich niedriger als im späteren Kindesalter; er liegt etwa bei 4—10% der untersuchten Kinder und steigt in den Lebensmonaten. Sehr groß aber werden gerade im Säuglingsalter die Unterschiede, je nachdem man Kinder in infektionsfreier oder tuberkulöser Umwelt vergleicht.

Aus der neuesten Zeit liegen eine größere Anzahl Mitteilungen über die Zahl der tödlich endenden tuberkulösen Erkrankungen von Säuglingen in der Umgebung Tuberkulöser vor. Sie schwanken für Deutschland zwischen 5,1 und 10,6%. Einer Gesamtsterblichkeit der Säuglinge von 10% ständen nach den vorsichtig aufzunehmenden Angaben von BLÜMEL 0,5% an Tuberkulose gegenüber. Da von sämtlichen Säuglingen heute auf 10000 Lebende etwa 13 an Tuberkulose sterben, so ist die Übersterblichkeit der Säuglinge in tuberkulöser Umwelt außerordentlich gesteigert; BRÄUNING fand sie durch längere Jahre auf seinem Beobachtungsfeld, gleich dem 30fachen der Sterblichkeit nicht exponierter Kinder. Man hat sich bemüht, den verschiedenen Anteil der erkrankten Familienangehörigen an der Zahl der Tuberkulösen zu ermitteln, und man ist zu dem Ergebnis gekommen, daß

46% von tuberkulösen Vätern,
27% von tuberkulösen Müttern,
5% von der tuberkulösen Erkrankung beider,
6% durch Geschwister,
15% durch andere Erkrankte

hervorgerufen seien. Man kann zweifelhaft sein, ob diese Zahlen ganz zuverlässig sind. Es fehlt hier der für ältere Kinder erbrachte Vergleich der Verteilung der tuberkulösen Erkrankungen der Angehörigen bei nicht erkrankenden Kindern. WEINBERG in seiner berühmten Arbeit über die Sterblichkeit der

Kinder der Tuberkulösen hat die gesamten Übertragungen der Stuttgarter Bevölkerung individuell erfaßt, und hier standen 6200 Ehen mit tuberkulösem Vater, 3900 solcher mit tuberkulöser Mutter gegenüber. Es könnte also die obige Zahl sich auch teilweise durch das Überwiegen tuberkulöser Väter in den Familien erklären und nicht, wie geschlossen worden ist, durch die größere Unvorsichtigkeit des erkrankten Mannes.

Über die Bedeutung der positiven Pirquetreaktion für den Übergang in spätere Erkrankung besitzen wir besonders durch eine Veröffentlichung von Umber, die zu dem anderen Zweck der Ermittlung der Kriegsschädigungen angestellt war, wertvolles Material. Positiv reagierten nach Pirquet vor dem Kriege 5% der in das Krankenhaus eingelieferten Säuglinge, davon waren 100% klinisch tuberkulös, und es starben an ihrer Tuberkulose 80%. Auch sonst lehrt die Beobachtung, daß im Säuglingsalter der Nachweis eines positiven Pirquet nahezu identisch ist mit der Tatsache einer progressiven generalisierten Tuberkulose. Man kann also bei Zulassung von Ausnahmen in geringem Umfange die Extensität in diesem Alter mit der Morbidität identifizieren. Die Morbiditätszahlen, die nicht vorliegen, die aber hier durch die recht konstante Letalität ermittelt werden können, bedeuten die Gesamtsumme der Expositionsgefahr, also nicht Exponierte und Exponierte zusammen. Wenn man den großen Unterschied der gefährdeten und nicht gefährdeten Gruppe der an sich niedrigen Gesamtziffer der Mortalität gegenüberstellt, so ergibt sich für das Säuglingsalter, und zwar um so mehr, je niedriger die Zahl der Lebensmonate ist, daß die Hauptquelle der Erkrankung die Umgebungsinfektion in der tuberkulösen Familie ist, neben der die Zufallsinfektion eine sehr geringe Bedeutung hat. Angesichts der Ortsgebundenheit des Säuglings ist das nahezu selbstverständlich. Auch Grass hat festgestellt, daß die tödliche Tuberkulose des Säuglings, insbesondere die Meningitis tuberculosa meist durch Ansteckung in der Familie bedingt ist, während schon vom 2. Lebensjahre an die extrafamiliäre Ansteckung als Ursache dieser Todesfälle stark an Bedeutung gewinnt. Während des Krieges stieg die Kleinkindersterblichkeit und die Sterblichkeit der Jugend an Tuberkulose noch steiler an als die der Erwachsenen. Im Gegensatz dazu hielt sich die Säuglingstuberkulose auf einem die Friedenszeit kaum übersteigenden Tiefstand.

Was die *Letalität* betrifft, so galt bis vor wenigen Jahrzehnten die Säuglingstuberkulose als unaufhaltsam fortschreitende akute allgemeine Infektionskrankheit für absolut tödlich. Eingehendere Beobachtungen und verfeinerte Untersuchungsverfahren, welche den klinisch faßbaren Krankheitsbegriff erweiterten, haben gezeigt, daß sowohl bei der akuten Miliartuberkulose wie bei der tuberkulösen Meningitis rudimentäre Formen vorkommen, die zum Stillstand, zur Rückbildung und Ausheilung führen können. Berücksichtigt werden muß zwar, daß hier in einem späteren Lebensalter doch durch Wiederausbruch der Tod eintreten kann, doch darf für das Säuglingsalter dieser Wert vernachlässigt werden. Immerhin ist die Säuglingstuberkulose trotz dieser Fälle von Heilung eine ungewöhnlich mörderische Krankheit geblieben, deren Letalität von Hamburger auf 80%, von anderen auf 67—77% und nur gelegentlich auf niedrigere Werte bis 60% angegeben wird. Aber selbst diese Zahl ist eine geradezu ungeheuerlich hohe im Vergleich mit anderen akuten kontagiösen Kinderkrankheiten.

Im Vordergrund der Kennzeichnung der Säuglingstuberkulose steht also die Tatsache der absoluten oder nahezu absoluten Hinfälligkeit wie bei einem hoch empfänglichen Versuchstier. Trotzdem ist selbst hier die Mitwirkung einer gewissen persönlichen größeren oder geringeren Empfänglichkeit zu erkennen. Sie drückt sich durch zwei Tatsachen aus. Die erste ist die schon erwähnte Feststellung von UMBER, derzufolge er den geänderten umwälzenden Verhältnissen des Krieges entsprechend sowohl durch das Pirquetverfahren als auch durch Verlauf und Ausgang eine gesteigerte Empfänglichkeit nachweisen konnte.

Die zweite Tatsache ist die umgekehrte des verschiedenen Verlaufs der Kurve in der Aufeinanderfolge der Kalenderjahre, die durchaus nicht parallel geht mit dem Verlauf der Kurve für alle Altersklassen, also noch besondere Ursachen hat. Ein Vergleich des Gangs der Säuglingstuberkulosesterblichkeit durch größere Zeitabschnitte stößt wegen der geänderten Krankheitsbezeichnungen auf große Schwierigkeiten. Kennzeichnend ist dafür besonders, daß, als nach der Entdeckung des Tuberkelbacillus eine Reihe von bisher anders bewerteten Erkrankungen als tuberkulös erkannt wurden, die Zahl der Sterbefälle an Säuglingstuberkulose sofort steil anstieg, und daß diese diagnostische Steigerung für ein Jahrzehnt den Gang der Kurve beeinflußte. In der neuesten Zeit wird die Beziehung zwischen der Tuberkulose des Kindes und derjenigen der Erwachsenen in ihrem Zusammenhang unter neuen Gesichtspunkten diskutiert, die später erörtert werden sollen. Während man bis vor kurzem an der Ansicht festhielt, daß eine im Kindesalter erworbene ausheilende Tuberkulose den Verlauf der Erkrankung des Berufsalters durch immunisierende Vorgänge beeinflusse, wird jetzt die Annahme verfochten, daß die Erklärung auch in Auslesevorgängen gefunden werden könne. Die Säuglingstuberkulose kann jedenfalls nicht für Auslesevorgänge herangezogen werden, denn bei der allgemeinen Hinfälligkeit wird ohne Unterschied der Konstitution fast jeder durch blinden Zufall Infizierte hinweggerafft, ohne Rücksicht auf gute oder schlechte Konstitutionsverhältnisse. Dagegen sind die Erscheinungen der Säuglingstuberkulose von weittragender Bedeutung für das gesamte Tuberkuloseproblem. Sie geben den Beweis, wie die Angehörigen der menschlichen Rasse auf die Invasion des Tuberkelbacillus reagieren würden, falls der vollvirulente Keim einem widerstandslosen Organismus gegenüberträte. Wenn ein Vertreter der rein kontagionistischen Richtung, der um das Tuberkuloseproblem hochverdiente CORNET, das Freibleiben zahlreicher Erwachsener von der Tuberkuloseerkrankung mit der Kugelfestigkeit eines Veteranen vieler Feldzüge vergleicht, der sein Leben nicht seiner Kugelfestigkeit, sondern dem blinden Zufall der nicht stets treffenden Geschosse verdankt, so gilt diese Auffassung für das Säuglingsalter, bei dem nahezu jeder Treffer zugleich tötet. Da nun in allen späteren Lebensaltern, und zwar schon sofort in dem dem Säuglingsalter folgenden Kleinkindalter, der Organismus, der ja noch genau so exponiert ist wie der des Säuglings oder meist noch stärker, sich außerordentlich viel günstiger verhält, so beweist der Verlauf der Säuglingstuberkulose, daß hier ganz andere konstitutionelle Verhältnisse vorliegen, die weder mit der Virulenz des Krankheitskeims noch mit dem Grade der Exposition das geringste zu tun haben. Sie beweisen aber, was wichtiger ist, die Wirksamkeit und Bedeutung solcher Zusammenhänge bei den anderen Altersklassen.

Die soeben in der Deutschen medizinischen Wochenschrift vom 21. Nov. 1930 erschienene Arbeit von HANS OPITZ über die Ausscheidung von Tuberkelbacillen in die Außenwelt auch bei Kindern vermag an dem obigen Standpunkt kaum etwas Grundsätzliches zu ändern. OPITZ wies nach, daß auch Kinder mit sog. geschlossener Tuberkulose der Lungen und sogar junge Säuglinge mit tuberkulöser Meningitis infolge der Mitbeteiligung der Bronchialäste Tuberkelbacillen nach außen befördern und erwies dies, indem er Magen- und Darminhalt ausheberte und auf Meerschweinchen verimpfte. Die klinische Tragweite dieser Feststellung und deren epidemiologische Bedeutung für die älteren Jugendklassen soll keineswegs unterschätzt werden. Aber im Säuglingsalter sind die Erkrankungen so schwer und in der Mehrzahl der Fälle so rasch tödlich, daß zumal bei der Abschließung dieser Kinder von der Außenwelt durch ihre kurze akut verlaufende Erkrankung die Bedeutung der spärlichen Keimausscheidung in den Darm sich gering anschlagen läßt.

Die Tuberkulose der Jugendlichen.

Bei der Untersuchung der Verheerungen, welche die Tuberkulose in den Altern vom vollendeten ersten bis etwa zum 25. Lebensjahr anrichtet, unterscheidet man zweckmäßig drei verschiedene Lebensabschnitte:

1. Das Alter bis zum vollendeten 5;
2. von da an bis zum vollendeten 15;
3. und dann bis zum Beginn des 25. Lebensjahres.

Tabelle 15. *Tuberkulose-Sterblichkeit in Preußen 1876—1926.*

Altersjahre		An Tuberkulose starben in Preußen auf je 10 000 Lebende in den Jahren						
		1876	1886	1896	1906	1913	1918	1926
0—1	männl.	30,62	42,46	39,83	30,35	20,59	19,51	14,38
	weibl.	26,88	33,90	32,11	25,66	16,33	16,81	11,30
1—2	männl.	26,89	34,62	29,31	19,10	13,66	19,56	10,48
	weibl.	27,44	34,78	27,62	18,33	12,19	18,49	8,85
2—3	männl.	15,93	20,57	13,64	9,90	7,61	13,99	5,39
	weibl.	16,22	19,58	14,52	9,46	7,04	13,41	6,30
3—5	männl.	8,74	9,32	7,22	6,84	5,72	9,85	4,41
	weibl.	8,93	11,48	7,90	7,38	5,58	11,04	4,15
5—10	männl.	4,44	5,26	4,50	3,98	3,82	6,22	2,89
	weibl.	5,69	7,86	5,81	5,08	4,64	8,49	2,76
10—15	männl.	4,61	5,54	5,13	4,15	3,71	6,37	2,13
	weibl.	7,97	10,12	9,11	7,78	6,22	11,12	3,76
15—20	männl.	17,50	19,06	15,74	12,90	11,46	27,74	7,36
	weibl.	17,90	20,39	17,34	16,40	14,16	28,60	10,51
20—25	männl.	35,26	33,06	26,81	21,18	17,74	35,43	14,12
	weibl.	25,43	26,22	22,17	21,70	17,66	32,88	15,26
25—30	männl.	38,12	36,84	25,81	21,06	18,02	29,91	14,82
	weibl.	32,13	34,69	25,31	23,16	20,73	34,08	14,89
30—40	männl.	42,75	45,60	31,08	22,05	17,40	25,65	11,47
	weibl.	37,10	38,60	27,12	22,16	17,81	29,52	11,20
40—50	männl.	55,51	56,62	41,13	28,20	20,72	28,81	11,69
	weibl.	38,39	37,71	26,01	18,87	14,53	26,86	8,81
50—60	männl.	78,24	6,46	50,90	36,09	25,18	36,22	13,73
	weibl.	52,42	48,98	29,93	19,11	13,74	23,95	9,39
60—70	männl.	107,96	95,50	61,43	35,75	25,85	34,90	15,72
	weibl.	72,45	66,46	40,11	22,87	17,56	25,40	12,30
70—80	männl.	71,52	68,41	37,36	22,54	17,85	22,73	12,55
	weibl.	48,25	42,80	27,21	16,52	13,78	19,35	11,94
80 und	männl.	30,24	24,50	14,08	9,13	7,46	11,33	5,58
mehr	weibl.	22,38	18,60	13,19	8,67	6,45	12,41	7,73
Zusamm.	männl.	35,25	34,19	24,17	18,15	14,22	22,90	10,21
	weibl.	28,35	28,20	20,03	16,39	13,10	23,10	9,85

Die Einteilung geschieht mit Rücksicht auf die statistischen Erhebungen nach Lebensjahrfünften, während natürlich eine Trennung in Vorschulalter, Schulalter und Alter der Berufsausbildung zweckmäßiger wäre. Über das Verhalten der Sterblichkeit der drei Gruppen geben die Tabellen 15 und 16, die einer Arbeit von DORNEDDEN entnommen sind, sowie die Tabelle für Baden von BERGHAUS und die Abb. auf S. 14, Aufschluß.

Tabelle 16. *Anteil der Tuberkulosesterbefälle an der Gesamtsterblichkeit in Preußen 1876 und 1926.*

	Von je 100 Sterbefällen entfielen auf Tuberkulose in den Jahren			
	1876		1926	
	männlich	weiblich	männlich	weiblich
0— 1 Jahr	1,12	1,19	1,22	1,19
1— 2 Jahre	3,67	3,89	6,61	6,19
2— 3 „	4,42	4,70	8,93	12,10
3— 5 „	3,98	4,21	12,66	13,28
5—10 „	5,04	6,59	14,33	15,71
10—15 „	12,08	19,89	15,08	29,33
15—20 „	33,16	40,18	26,25	44,18
20—25 „	44,25	41,01	32,09	44,58
25—30 „	44,65	39,85	34,95	38,65
30—40 „	39,40	36,94	26,29	25,88
40—50 „	33,51	31,85	16,54	14,30
50—60 „	29,07	26,12	9,44	7,86
60—70 „	20,72	16,26	4,53	4,17
70—80 „	6,61	4,75	1,48	1,55
80 u. mehr Jahre	1,34	1,05	0,29	0,42
Zusammen	12,53	11,61	8,45	8,85

Tabelle 17. *Tuberkulosesterblichkeit nach Altersklassen in Baden seit 1877.*

Jahr	0—5. Lebensjahr	5—15. Lebensjahr	15—30. Lebensjahr	30. und mehr Lebensjahre	Im ganzen
1877	—	—	—	—	33,0
1880	31,4	8,1	30,7	45,0	33,0
1885	22,3	8,6	37,8	52,9	35,4
1890	31,7	12,7	40,3	49,2	36,7
1895	30,3	10,3	36,8	39,5	31,6
1900	26,8	8,6	32,3	31,9	27,2
1905	19,6	7,3	31,8	32,1	25,2
1910	15,5	6,7	25,5	27,7	21,1
1911	14,8	6,2	24,5	26,6	20,2
1912	11,8	5,5	23,0	26,8	19,4
1913	11,7	5,8	22,4	24,1	18,3
1914	9,7	4,6	21,9	22,8	17,0
1915	11,1	5,8	22,4	25,3	18,7
1916	11,9	6,1	22,9	26,4	19,5
1917	15,6	5,9	27,6	30,3	22,9
1918	17,4	6,8	29,4	30,7	24,1

Tabelle 17. *(Fortsetzung.)*

Jahr	0—5. Lebensjahr	5—15. Lebensjahr	15—30. Lebensjahr	30. und mehr Lebensjahre	Im ganzen
1919	14,6	6,5	28,2	29,0	22,8
1920	13,6	5,4	22,0	22,8	18,2
1921	10,5	4,7	20,3	20,6	16,5
1922	9,6	3,4	21,6	19,4	16,0
1923	9,0	4,0	23,3	20,4	17,1
1924	8,0	3,3	18,4	16,7	14,0
1925	7,7	2,7	15,1	14,6	12,0
1926	5,9	2,7	13,1	13,0	10,6
1927	5,2	2,9	11,8	12,5	10,0
1928	5,9	2,1	11,6	12,4	9,8
1929	3,5	1,8	11,1	12,0	9,2

Für Tabelle 15 sei nochmals auf das statistische Kuriosum hingewiesen: Von 1876—1886 und noch später steigt die Sterblichkeit der Lebensjahre von 0—5 erheblich an, während jenseits des 20. Lebensjahres hier schon eine Absenkung bemerkbar wird. Das beruht auf der Ausdehnung des pathologischen Begriffs der jugendlichen Tuberkulose durch die Entdeckung des Tuberkulosebacillus.

Was die erste Klasse der Jugendlichen, das Kleinkindalter, betrifft so ergibt ein Vergleich der Tabellen 15 und 16, daß der Anteil der Todesfälle stetig und ziemlich steil mit wachsendem Alter gegenüber dem Säuglingsalter bei der Berechnung auf die gleiche Zahl gleichaltriger Lebender absinkt. Stellt man dem den Anteil der Tuberkulosetodesfälle auf 100 Gestorbene gegenüber, so ergibt sich schon ein Ansteig auf das Mehrfache im Verlauf, der bedingt ist zuerst durch den Wegfall der Entwicklungsstörungen und Magen-Darmkrankheiten und später durch die abnehmende Tödlichkeit der akuten Infektionen.

In der *Letalität* der Tuberkulose vom 2.—5. Lebensjahr macht sich die erste Abweichung im klinisch-pathologischen Geschehen der Tuberkulose dieses Lebensalters gegenüber demjenigen im Säuglingsalter merkbar. Die Streuung in verschiedene Organsysteme ist stärker, und die Konzentration auf je eines derselben unter Verringerung der allgemeinen Aussaat auf sämtliche Organe wird erheblich größer. Die Lehrbücher der Kindertuberkulose und die Quellenwerke der medizinischen Statistik geben genau Auskunft über den Sitz der Erkrankungen, wobei je länger man in die Vergangenheit zurückkehrt, desto weniger eingehende Trennung vorgenommen wird. Nur das Berliner Statistische Jahrbuch zerlegt sie neuerdings in eine größere Zahl von Organbeteiligungen. Ein Bild der Organbeteiligung und ihrer Änderungen im Laufe der Abnahme der Tuberkulose geben die Tabellen 18, 19 und 20.

Die Lungentuberkulose hat also in allen Altersklassen abgenommen, am stärksten in dem Alter von 30—60; über dem Durchschnitt in den Alter von 0—1, 30—60, 60—70. Die Tuberkulose anderer Organe hat im Säuglingsalter weit über dem Durchschnitt abgenommen, in den höheren Altern erheblich zugenommen, doch beweist dies gar nichts, da in diesen Altern die Zahlen überaus niedrig waren.

Von je 100 Todesfällen an der betreffenden Tuberkuloseform entfielen in den Niederlanden auf das Alter von:

Tabelle 18.

Tuberkuloseform	Beobachtungszeit	unter 1 Jahr	1—4 Jahre	unter 5 Jahre
Lungentuberkulose	1901—1910	1,50	3,09	4,59
	1911—1916	1,46	2,95	4,41
	1919—1922	1,56	3,18	4,74
Akute Miliartuberkulose . .	1901—1910	5,08	13,46	18,54
	1911—1916	4,15	11,94	16,09
	1919—1922	6,41	15,65	22,06
Tuberkulose der Hirnhaut .	1901—1910	17,83	36,27	54,10
	1911—1916	13,71	35,03	48,74
	1919—1922	14,18	34,52	48,70
Tuberkulose der Baucheingeweide	1901—1910	13,38	12,53	25,91
	1911—1916	7,45	11,08	19,53
	1919—1922	4,28	11,05	15,33

Von je 100 Todesfällen an der betreffenden Tuberkuloseform fielen in der Schweiz auf das Alter von:

Tabelle 19.

Tuberkuloseform	Beobachtungszeit	unter 1 Jahr	1—4 Jahre	unter 5 Jahre
Lungentuberkulose	1881—1890	1,43	2,48	391
	1891—1900	1,70	2,74	4,44
	1911—1920	0,78	1,25	2,03
	1881—1890	18,30	35,31	53,61
Gehirnhauttuberkulose . . .	1891—1900	16,42	33,26	49,68
	1911—1920	11,69	28,42	40,11
	1881—1890	3,52	9,23	12,75
Bauchfelltuberkulose	1891—1900	5,24	10,35	15,59
	1911—1920	1,59	6,88	8,47
	1881—1890	13,81	10,82	24,63
Darmtuberkulose	1891—1900	13,53	9,83	23,36
	1911—1920	4,17	6,31	10,48
	1881—1890	31,06	29,41	60,47
Lymphdrüsenskrofulose . . .	1891—1900	39,80	27,20	67,00
	1911—1920	7,17	18,55	25,72

Epidemiologisch ist die Frage von verhältnismäßig geringer Bedeutung, sie fällt nur bei der Letalität insofern ins Gewicht, als von der Organlokalisation die Prognose und die Dauer der Erkrankung abhängig ist. Das gesamte Material der jüngsten Zeit, das wir über die Letalität der Tuberkulose dieses Lebensalters besitzen, hat jüngst FRANZISKA KOESTLER im Zentralblatt für die gesamte Tuberkuloseforschung, Bd. 31, H. 3/4, zusammengestellt. Danach sind die käsige Pneumonie und die tuberkulöse Meningitis nahezu absolut tödlich und verlaufen wie eine akute Infektionskrankheit in verhältnismäßig wenigen Wochen; die epipneumonische Infiltration bietet eine relativ günstige Prognose. Insgesamt kann man die Letalität zusammenfassend auf über 50—70% ansetzen.

Der „Statistik des Deutschen Reiches" 1930, Bd. 360 sind die folgenden

Sterblichkeit an

auf 10000

Tabelle

	0–1 Jahr			1–5 Jahre			5–15 Jahre			15–30 Jahre		
	m.	w.	zus.	m.	w.	zus.	m.	w.	zus.	m.	w.	zus.
1913	19,3	16,0	17,7	5,2	5,2	6,4	6,4	5,8	5,8	15,4	18,1	16,8
1926	12,7	10,4	11,6	5,9	5,6	5,7	2,2	3,2	2,7	11,0	13,3	12,1
												Tuberkulose
1913	9,6	7,9	8,8	2,3	2,5	2,4	—	—	—	13,9	16,6	15,3
1926	5,7	4,7	5,2	1,7	1,5	1,6	0,9	1,8	1,4	9,7	12,1	10,9
												Tuberkulose
1931	9,1	7,5	8,3	2,6	2,6	2,6	—	—	—	1,3	1,3	1,3
1926	6,1	5,2	5,7	3,9	3,8	3,8	1,2	1,2	1,2	1,1	1,0	1,0
												Akute Allgemein-
1913	0,5	0,5	0,5	0,2	0,2	0,2	—	—	—	0,2	0,2	0,2
1926	0,9	0,5	0,7	0,3	0,3	0,7	0,1	0,2	0,1	0,2	0,2	0,2

Zunahme oder Abnahme

	0–1 Jahr		15–30 Jahre		30–60 Jahre	
	m.	w.	m.	w.	m.	w.
Lungen- u. Miliartuberkul.	— 31,4	— 30,6	— 19,4	— 21,6	— 41,1	— 35,0
Tuberkulose ander. Organe	— 29,7	— 26,7	— 7,7	— 15,4	— 15,4	— 8,3

Der Einfluß des Alters auf die Letalität ergibt sich aus folgenden Tabellen von POULSEN.

Infektion vor dem vollendeten 3. Jahr.

0—1/2	Jahr	Letalität	82%
1/2—1	„	„	47%
1—2	„	„	26%
2—3	„	„	19%
3—7	„	„	11%

Nach REDEKER zeigen die jüngeren Kinder wesentlich ernstere Befunde als die älteren, oder wie BEHRENDT sich ausdrückt, je jünger das infizierte Kind, desto eher ist Infektion gleich Krankheit und desto ernster ist die Prognose.

Die von ihm wiedergegebenen Tabellen von REDEKER lauten:

Tabelle 21. *Prozentuale Verteilung der Krankheitsformen auf die Altersklassen.*

Alter, Jahre	Aktive Infiltrationen %	Bronchialdrüsen-tuberkulose %	In den letzten 2 Jahren resorbierte Infiltration %	Aktive Haut und Knochentuber-kulose %
6— 5	12,2	12,2	22,0	—
6— 8	4,3	7,1	8,6	1,6
9—11	0,5	1,0	3,6	0,5
12—14	—	—	1,5	0,4

Zahlen entnommen:

Tuberkulose insgesamt

Lebende.

20.

30–60 Jahre			60–70 Jahre			70 und mehr Jahre			insgesamt		
m.	w.	zus.	m.	w.	zus.	m.	w.	zus.	m.	w.	zus.
21,3	16,7	18,9	27,2	17,7	22,0	15,8	12,2	13,8	14,8	13,9	14,3
12,0	10,0	10,9	15,6	11,9	13,6	11,3	10,5	10,8	9,8	9,8	9,8
der Lungen.											
19,8	15,4	17,5	25,0	15,6	19,8	14,0	10,1	11,8	12,6	11,8	12,2
10,9	9,0	9,9	13,6	9,9	11,6	9,5	7,9	8,8	9,0	8,9	8,9
anderer Organe.											
1,3	1,2	1,2	2,0	2,0	2,0	1,8	2,0	1,9	2,0	1,9	1,9
0,9	0,9	0,9	1,9	1,9	1,9	1,7	2,2	2,0	1,4	1,4	1,4
Tuberkulose.											
0,2	0,1	0,2	0,3	0,1	0,2	0,1	0,1	0,1	0,2	0,2	0,2
0,2	0,1	0,1	0,1	0,1	0,1	0,1	0,1	0,1	0,2	0,2	0,2

in $^0/_0$ von 1913—1926.

60–70 Jahre		70 und mehr Jahre		insgesamt	
m.	w.	m.	w.	m.	w.
— 40,8	— 33,1	— 28,5	— 17,5	— 27,3	— 22,5
—	+ 10,0	+ 16,7	+ 25,0	— 20,0	— 21,1

Tabelle 22.

Alter, Jahre	Exsudations-erscheinungen %	Pirquet pos. ohne Befund %	Harte Röntgenherde %	Indurations-felder %	Inaktive Knochen- und Hauttuberkulose %	Chronische Lungentuberkulose %
3— 5	2,4	34,2	17,1	—	—	—
6— 8	14,3	44,3	14,3	4,3	—	—
9—11	10,3	55,1	24,2	4,1	1,0	—
12—14	4,6	60,1	25,1	3,5	3,5	0,8

Und unter denjenigen Erkrankungen, die nicht bald mit dem Tode enden, also den Lokalisationen im Lymphdrüsensystem mit Zerfall, in Knochen und Gelenken, im Peritoneum tritt oft längeres Siechtum mit Lebensverlusten in späteren Jahren und, wie die Statistiken der Krüppelheime beweisen, anstaltsbedürftige Verkrüppelung ein.

Die Bewertung der *Morbidität* geschieht am besten durch das Pirquetverfahren; während die Zahl der pirquetpositiven Säuglinge in den ersten drei Monaten sehr gering ist, und wie die Tabelle von Kleinschmidt erweist, dann mit jedem Lebensmonat und Lebensjahr steigt, beträgt sie im zweiten Lebensjahr etwa $15^0/_0$, im 3.—6. schon $33^0/_0$. Für die Häufigkeit der Pirquetreaktion nach Altersklassen seien eine ältere und eine ganz neue als Beispiele angegeben.

Während aber, wie früher ausgeführt, im Säuglingsalter die Pirquetpositive Reaktion schon in einem sehr großen Bruchteil, wenn nicht sogar an 100% progressive und damit überwiegend tödliche Tuberkulose ergibt, zeigt sich in diesem Lebensabschnitt schon viel stärker das Auftreten der ruhenden in Lymphdrüsen und an anderen Orten abgekapselten Tuberkulose. Nach UMBER wären 40—50% der positiv Reagierenden klinisch tuberkulös, von denen ein Anteil von etwa 21% ihrer Tuberkulose erlagen, wobei zu berücksichtigen ist, daß hier auch die skrofulöse Form der klinischen Tuberkulose zugerechnet ist. Von Wichtigkeit ist, daß UMBER diese Beobachtung auch bei der gleichen Zahl Kinder in der Kriegszeit anstellte, und daß hier von den 66% klinisch tuberkulösen Kindern 60% ihrer Infektion erlagen.

Eine gewichtige Rolle spielt in diesem Lebensabschnitt und in dem folgenden die Frage der Übertragung in der *Familie* und die *extrafamiliären Infektionen*. Da hier das Verhalten der späteren Lebensalter mitspielt, soll diese Frage anschließend an den Abschnitt über die Tuberkulose der Jugendlichen erörtert werden.

Tabelle 23. *Tuberkulosedurchseuchung auf Grund von Tuberkulinprüfung* (nach KLEINSCHMIDT).

Lebensjahr		Hamburger und Monti (Wien)	Nothmann (Düsseldorf)	Rominger (Freiburg)	Hoffa (Barmen)	Sandor (Dortmund)	Moro (Heidelberg)	Brüning (Rostock)	Selter (Königsberg) Studenten	Gyenas und Weißmann (Österreich) Soldaten
1	9%			4	25,7	9,6		6,3		
2				11		5,68		21,4		
3	27	20	47%	29	39,9	18,2		19,2		
4		32								
5	51	52		57	50,5	18,8	14	31		
6		51	52							
7	71%	61		79		24,8				
8		73	70,7				82,6			
9		71				34,56		42		
10		85	81,5	89	63,1					
11	94	93				29,6	33,3			
12		95	84,5							
13		94				48,2		46		
14		94								
15—17			100							
18—20										91,5
über 19									98,16	

Tabelle 24. *Prozentzahl der Pirquetpositiven nach* MANSON.

Lebensjahr	%	Lebensjahr	%
1.	5,6	8.	26,4
2.	13,6	9.	27,7
3.	16,9	10.	26,2
4.	19,8	11.	38,0
5.	20,6	12.	39,1
6.	16,5	13.	42,2
7.	16,1	14.	46,6

Tabelle 25. *Ergebnisse der verschiedenen Beobachter über die Zahl des Pirquetpositiven mittels der Stichmethode.*

Beobachter	Ort	Jahr	Alter	Prozentsatz	Sterblichkeit an Tuberkulose auf 100000 Lebenden
HAMBURGER und MONTI	Wien	1909	12—14	94,3	—
BARCHALI	Graz	1917—1921	11—14	58	—
GARRABAN	Buenos Ayres	1918	15	75	—
SANDOR	Dortmund	1921	13—14	48,2	—
BAKER	Albany	1924	13—17	22,8	52,0
ELLIOT	Ontario	1925	14	46	71,0
KROPGARD	Dänemark	1925	10—15	48	—
OPRIO u. PHENDRE . . .	Philadelphia	1926—1929	15	81	95,9
HETTINGTON u. KYOCH .	Philadelphia	1926	15	50,7	—
SMIDT	New York	1921—1928	15	81	93,9
TAYLOR	Java	1930	15	31,4	35,0
DICKEY	San Franzisko	1925—1928	13—16	46,6	107,6

Die zweite Lebensstufe, die des *Schulalters,* die ein Jahrzehnt des Lernens umfaßt, kennzeichnet sich durch ein großes Paradoxon, für das es epidemiologisch noch keine ausreichende Erklärung, höchstens eine Umschreibung der zahlengemäß festliegenden Tatsachen durch begriffliche Deutungen gibt. Was zunächst die Mortalität betrifft, so lehrt die Tabelle 16 und die Abb. S. 14, daß dieses Lebensalter, wie es auch den Tiefpunkt der Sterblichkeit an *allen* Krankheiten bedeutet, den *tiefsten* Punkt der Tuberkulosekurve, nach Altersklassen berechnet, einnimmt. Natürlich spielt gerade, weil dieses Lebensalter so günstige allgemeine Sterblichkeitsverhältnisse bietet, weil eigentlich keine verbreitete Todesursache wie im Säuglingsalter Entwicklungsstörungen und Erkrankungen des Verdauungsapparates und im Kleinkindalter die akuten Infektionskrankheiten mehr, und die des späteren Lebensalters noch nicht sich geltend machen, die Tuberkulose unter 100 Sterbefällen eine etwas größere Rolle als im darauffolgenden Lebensabschnitt. In der zweiten Hälfte dieses Lebensalters fängt der Unterschied im Verhältnis der *Geschlechter* zu ungunsten der Mädchen an, sich geltend zu machen. Die zahlreichen Feststellungen der Schulärzte kommen immer, fast möchte man sagen oft zum Erstaunen der erhebenden Ärzte, darauf hinaus, daß Todesfälle in nennenswerter Zahl an Tuberkulose in diesem Alter nicht vorkommen. Bei Zerlegung dieses erstaunlichen Tiefstands der Sterblichkeit nach Organlokalisationen kommen die Todesopfer fast ausschließlich auf Rechnung der käsigen Pneumonie, während die anderen Lokalisationen, vor allem die Primäraffekte, von denen neuerdings wieder angenommen wird, daß sie in ihrer Bedeutung in diesem Alter doch oft überschätzt werden, überraschend ruhend und erscheinungslos verlaufen (vgl. die Tabelle von REDEKER, S. 46). Also nicht nur die Mortalität ist die tiefste aller Altersklassen, sondern auch die Letalität ist eine überraschend günstige. Demgegenüber steht die Tatsache der außerordentlichen Ausdehnung der *Infektion,* die im Vergleich zum Voralter ganz erheblich gesteigert ist, im übrigen, wie lange bekannt und immer wieder bewiesen wird, um so häufiger, je dichter die Bevölkerung zusammengedrängt ist, also am stärksten in der proletarischen Großstadtwelt. Mit besonderer Sorgfalt hat diese Verhältnisse FRÖLICH im Handbuch der Kindertuberkulose von ENGEL und PIRQUET an dem sehr gut zu übersehenden Material von Oslo zusammengestellt. Er hat fast 2000 siebenjährige Kinder mit positiver Pirquetreaktion im Alter von 20 Jahren einer Nachuntersuchung unterziehen können. Die wichtigsten 4 Tabellen von FRÖLICH lauten:

Tabelle 26. *1830 7jährige Kinder mit positiver Pirquetreaktion. — Nachuntersuchung im Alter von 20 Jahren.*

Geschlecht	Anzahl	Krankheitsfälle												Todesfälle											
		Tuberkulose überhaupt		Lungentuberkulose		Meningitis		Pleuritis		Skrofulose		Erythema nodosum		Gesamtsterblichkeit		Tuberkulose		Andere Ursachen		Lungentuberkulose		Pleuritis		Meningitis	
		Anzahl	%	Anzahl	%	Anzahl	%	Anzahl	%	Anzahl	%	Anzahl	%	Anzahl	%	Anzahl	%	Anzahl	%	Anzahl	%	Anzahl	%	Anzahl	%
Knaben	980	116	11,8	38	3,9	3	0,3	38	3,9	37	3,8	4	0,4	33	3,4	20	2,0	13	1,3	15	1,5	2	0,2	3	0,3
Mädchen	850	107	12,6	45	5,3	4	0,47	33	3,9	25	2,9	20	2,4	46	5,4	33	3,9	13	1,5	28	3,3	1	0,1	4	0,5
Summe	1830	223	12,2	83	4,5	7	0,38	71	3,9	62	3,4	24	1,3	79	4,3	53	2,9	26	1,4	43	2,4	3	0,16	7	0,4

Tabelle 27. *223 Fälle klinischer Tuberkulose unter den vor dem 7. Jahre infizierten Kindern.*

Geschlecht	Alter	Krankheitsfälle										Todesfälle							
		Tuberkulose überhaupt		Lungentuberkulose		Meningitis		Pleuritis		Skrofulose		Tuberkulose überhaupt		Lungentuberkulose		Pleuritis		Meningitis	
		Anzahl	%	Anzahl	%	Anzahl	%	Anzahl	%	Anzahl	%	Anzahl	%	Anzahl	%	Anzahl	%	Anzahl	%
Knaben	6—10	8	6,9	2	1,7	2	1,7	0	0	4	3,4	2	1,7	0	0	0	0	2	1,7
	11—15	48	41,4	7	6,0	0	0	11	9,5	30	25,9	5	4,3	3	2,6	2	1,7	0	0
	16—20	60	51,7	29	25,0	1	0,9	27	23,2	3	2,6	13	11,2	12	10,3	0	0	1	0,9
	6—20	116	100	38	32,8	3	2,6	38	32,8	37	31,9	20	17,2	15	12,9	2	1,7	3	2,6
Mädchen	6—10	18	16,8	3	2,8	2	1,9	4	3,7	9	8,4	3	2,8	1	0,9	0	0	2	1,9
	11—15	32	29,9	12	11,2	0	0	9	8,4	11	10,3	8	7,5	8	7,4	0	0	0	0
	16—20	57	53,3	30	28,0	2	1,9	20	17,2	5	4,7	22	20,5	19	17,8	1	0,9	2	1,9
	6—20	107	100	45	42,0	4	3,8	33	30,8	25	23,3	33	30,8	28	26,2	1	0,9	4	3,7
Summe	6—20	223		83	37,2	7	3,2	71	31,8	62	27,8	53	23,8	43	19,3	3	1,3	7	3,2

Tabelle 28. *332 7jährige Kinder mit negativer Pirquetreaktion. — Nachuntersuchung im Alter von 20 Jahren.*

Geschlecht	Anzahl	Krankheitsfälle												Todesfälle											
		Tuberkulose überhaupt		Lungentuberkulose		Meningitis		Pleuritis		Skrofulose		Erythema nodosum		Gesamtsterblichkeit		Tuberkulose		Andere Ursachen		Lungentuberkulose		Pleuritis		Meningitis	
		Anzahl	%	Anzahl	%	Anzahl	%	Anzahl	%	Anzahl	%	Azahl	%	Anzahl	%	Anzahl	%	Anzahl	%	Anzahl	%	Anzahl	%	Anzahl	%
Knaben	165	11	6,7	6	3,6	0	0	4	2,4	1	0,6	1	0,6	3	1,8	1	0,6	2	1,2	1	0,6			0	0
Mädchen	167	20	12	8	4,8	3	1,8	7	4,2	2	1,2	7	4,2	10	6,0	9	5,4	1	0,6	6	3,6			3	1,8
Summe	332	31	9,3	14	4,1	3	0,9	11	3,3	3	0,9	8	2,4	13	3,9	10	3,0	3	0,9	7	2,1			3	0,9

Tabelle 29. *Die Bedeutung der intrafamiliären Infektion.*

Intrafamiläre Infektion	Anzahl	Tuberkulose überhaupt		Lungentuberkulose		Pleuritis		Skrofulose		Meningitis		Todesfälle an Tuberkulose	
		Anzahl	%	Anzahl	%	Anzahl	%	Anzahl	%	Anzahl	%	Anzahl	%
a) Die mit sieben Jahren pirquetpositiven Kinder.													
Vor dem 10. Jahre . . .	102	14	13,7	8	7,8	3	2,9	3	2,9	0	0	3	2,9
Nach dem 10. Jahre . .	173	39	22,5	24	13,9	5	2,9	8	4,6	2	1,1	17	9,8
Vorund nach dem 10. Jahre	35	6	17,1	4	11,4	0	0	2	5,7	0	0	2	5,7
Summe	310	59	19,0	36	11,6	8	2,6	13	4,2	2	0,6	22	7,1
Extrafamilare Infektion .	1520	164	10,8	47	3,1	63	4,1	49	3,2	5	0,3	31	2,0
Tuberkulose in der Familie überhaupt	392	77	19,6	40	10,2	16	4,1	18	4,6	3	0,8	25	6,4
b) Die mit sieben Jahren pirquetnegativen Kinder.													
Intrafamiliäre Infektion .	48	9	18,8	5	10,4	1	2,0	3	6,3	0	0	2	4,2
Extrafamiliäre Infektion .	284	22	7,7	9	3,2	10	3,5	0	0	3	1,0	8	2,8

Von den untersuchten 2900 Kindern waren also 82% an Tuberkulose infiziert; es erkrankten 12,2% von diesen später an Tuberkulose, und es starben von ihnen vor vollendetem 20. Jahr 4,3% überhaupt, davon 2,9% an Tuberkulose. Bemerkenswert war hier die ungünstigere Prognose für die Mädchen und das folgende Ergebnis, das nicht für eine durch die erste Erkrankung erworbene stärkere Immunität im späteren Lebensalter spricht. (Es starben insgesamt 3,4%.) Von 330 nach 13 Jahren wieder untersuchten Kindern mit *negativer* Pirquetreaktion waren 9,3% an Tuberkulose erkrankt und 3% gestorben, davon 4,1% an Lungentuberkulose erkrankt, von denen die Hälfte erlagen. Die Morbidität war also 9,3% gegenüber 12,2% bei den Pirquetpositiven Kindern. Die bösartigen Formen der Tuberkulose traten aber in beiden Gruppen beinahe gleich häufig auf.

An die Tuberkulosemortalität dieses Lebensalters schließt sich, weil die Mehrzahl dieser Kinder noch eng an die Familie gebunden ist, die oben angedeutete Frage des Verhaltens von Kindern in *tuberkulöser Umwelt* und solcher ohne *derartige Exposition* an. Über diese Frage liegt eine außerordentlich große Literatur vor, von der seit der klassischen Arbeit von W. WEINBERG über „die Kinder der Tuberkulösen" besonders die neuerdings erschienene Arbeit von BRÄUNING und MARGARETE NEUMANN an dem Material der Stettiner Lungenfürsorge in dem Bd. 53 der Zeitschrift für Tuberkulose 1929 von Bedeutung ist. Die Tabelle von WEINBERG, die dieser in seinem Beitrag zum Handbuch der Kindertuberkulose in dem Aufsatz „Tuberkulose und Familie" wiederholt, lautet in der Fassung, in der er die Erfahrung in Prozent der Erwartung an Tuberkulose = 100 angibt, folgendermaßen: Die Erfahrung betrug in Prozenten der Erwartung bei Tuberkulose:

Tabelle 30.

	des Vaters	der Mutter	überhaupt
Im 1. Lebensjahr . . .	222	229	225
„ 2.— 5. Lebensjahr	203	229	213
„ 6.—10. „	109	193	142
„ 11.—15. „	168	203	181
„ 16.—20. „	264	382	307
Insgesamt:	198	246	216

Bräuning geht in seiner außerordentlich wichtigen Arbeit, die auch Diagnose und Vorbeugung behandelt, sehr ins einzelne und kommt zu dem Ergebnis, das sich mit dem von Weinberg deckt, daß diese Gefährdung der in der Familie exponierten Kinder sich bis ins 20. Lebensjahr erstreckt. Er weist weiter auf die zwei Gipfelpunkte der Kurven nach: Bei Beginn der Exposition im Säuglingsalter hat die Kurve ihre höchste Erhebung im ersten Lebensjahr und fällt dann schnell ab. Sie beträgt im ersten Jahre das 30fache der Sterblichkeit der Gesamtbevölkerung, im 2.—5. Lebensjahr nur noch das Doppelte bis 5fache, vom 6.—10. Lebensjahr das 2,7fache, vom 11.—15. Jahr das 2,8fache, vom 16.—20. Jahr das 3,1fache, vom 20.—25. Jahr das 3,8fache. Die Kurve hat also einen sehr hohen Anfangsgipfel und später am Ende dieser Lebensperiode noch eine zweite geringe Erhebung. Die Kurve von Bräuning wiederholt demnach, wie er selbst auch hervorhebt, die allgemeine Tuberkulosekurve nach Altersklassen, sie ist nur überhöht.

Die Angaben in der Literatur weichen in der Höhe sehr voneinander ab, so daß Peiser (Behrendt l. c.) folgende Tabelle für die Tuberkulosesterblichkeit der Exponierten zusammenstellte.

Tabelle 31.

Autor	Jahr	Ort	An Tuberkulose † %
Röpke	1923	Mannheim	16,7
Langer	1924	Charlottenburg	5,7
Deutschmann-Lederer	1928	Düsseldorf	6,6
Bräuning u. Neumann .	1929	Stettin	6,1
„ „	1929	Stettin	7,6
Peiser	1930	Berlin	5,1

Neuerdings teilt Bräuning folgende Tabelle auf Grund von Familienuntersuchungen mit:

Tabelle 32.

Lebensalter in Jahren	Tuberkulosesterblichkeit auf 100 Lebende der Gesamtbevölkerung	Auf 100 Kinder und Geschwister Offentuberkulöser	Verhältnis Spalte 2:3
1	2	3	4
1	0,205	6,10	1 : 30,5
2	0,238	0,55	1 : 2,4
3	0,211	0,55	1 : 2,8
4— 5	0,139	0,55	1 : 3,9
6—10	0,069	0,19	1 : 2,7
11—15	0,064	0,18	1 : 2,8
16—20	0,276	0,87	1 : 3,1
21—25	0,331	1,90	1 : 5,7
26—30	0,280	1,01	1 : 3,6

Die Tatsache der stärkeren Morbidität und Mortalität der Kinder in tuberkulöser Umwelt ist von jedem Beobachter, der sich mit dieser Frage beschäftigte, so eindeutig festgestellt worden, daß an ihr nicht zu zweifeln ist. Auch dasjenige Bedenken, das sich in der ähnlichen Frage des Vorkommens von

Tuberkulose bei Ehegatten erneut erhebt, daß nämlich durch die Not der langen Krankheit der wirtschaftliche Verfall den überlebenden Ehegatten in eine ungünstigere für den Ausbruch der Krankheit verhängnisvollere Lage bringt, trifft wohl in diesem jugendlichen Alter nur in geringem Umfange zu. Auch bei dem Nachweis einer extrafamiliären Gefährdung der Kinder in tuberkulöser Umwelt ergeben sich für diese Gruppen höhere Zahlen der Erkrankung und Sterblichkeit als in der Gesamtheit, die aber hinter denen der familiären Belastung zurückbleiben. Diese Frage spielt eine Rolle, wenn solche Kinder in geschlossenen Räumen lange mit tuberkulösem Pflegepersonal zusammenleben. Es liegen verschiedene Mitteilungen vor über ein gehäuftes Auftreten von Pirquetreaktionen in Schulklassen, in denen tuberkulöse Lehrer amtierten. Der Fall liegt nicht viel anders als bei sonstiger extrafamiliärer Exposition. Epidemiologisch hat diese Frage durchaus nicht die weitgehende Bedeutung, wie sie sie für Prophylaxe und Fürsorge besitzt. Denn entsprechend einem Vergleich mit den Wellen, die von einem Steinwurf ins Wasser ausgehen, so sind mindestens in dicht gedrängter Bevölkerung diese Wellenmittelpunkte so häufig und einander so nahe gerückt, daß schließlich die Gesamtzahl der Erkrankungen und Todesfälle eine sehr starke Annäherung an das bei höchster familiärer Exposition herbeigeführte Maximum erfährt. Kleinschmidt hält diese Tatsache für so festbegründet, daß er sein Buch über Tuberkulose der Kinder überhaupt mit den folgenden Worten beginnt: „Der Tuberkelbacillus ist so verbreitet, daß bei uns und in anderen Kulturländern so gut wie niemand der Infektion entgeht. Eine wirksame Infektion erfolgt *in der Regel* erstmalig bereits *in der Kindheit* oder wenigstens während der beiden ersten Lebensjahrzehnte."

Besonders eingehend hat sich jüngst Aschenheim mit der Frage des Verhältnisses von intrafamiliärer und extrafamiliärer Infektion im Kindesalter beschäftigt. Er beanstandet zunächst die Fragestellung, denn nicht die Art der Infektionsquelle, sondern Größe und Grad der Exposition und der dadurch bedingten Art der Infektionsfolgen und Infektionswiederholung (Bräuning, Redeker) bestimmten den Verlauf, also die Gelegenheit, mehrfach Bacillen aufzunehmen, die bei einer schweren Tuberkuloseerkrankung häufiger gegeben sei. Aus seinen Tabellen geht hervor, daß im ersten Lebensjahre, wie natürlich,

Tabelle 33. *Häufigkeit der verschiedenen Infektionsarten in den verschiedenen Lebensaltern.*

Jahre	Gesamtzahl	Intrafamiliär		Sippeninfektion		Intradomiziliär		Extrafamiliär		Extradomiziliär		Unbekannt		Extrafamiliär und unbekannt		Extradomiziliär und unbekannt	
		absolut	%	absolut	%	absolut	%	absolut	%	absolut	%	absolut	%	absolut	%	absolut	%
0—1	16	13	81,3	13	81,3	14	87,5	2	12,5	1	6,2	1	6,2	3	18,7	2	12,5
1—2	16	10	62,5	10	62,5	11	68,8	1	12,5	1	6,2	4	25,0	6	37,5	5	31,2
2—3	26	14	53,9	18	69,2	14	53,9	6	23,0	6	23,0	6	23,0	12	46,0	12	46,0
3—4	36	21	58,3	22	61,1	26	72,2	10	27,7	5	13,9	5	13,9	15	41,6	10	27,7
4—6	93	42	45,1	48	51,6	44	47,3	19	20,4	17	18,2	32	34,4	51	54,8	49	52,7
6—8	69	31	44,9	37	53,6	32	46,4	15	21,7	14	20,3	23	33,3	38	55,0	37	53,6
über 8	33	18	54,5	20	60,6	18	54,5	3	9,1	3	9,1	12	36,4	15	45,5	15	45,5
Summe	289	149	51,5	168	58,1	159	55,0	57	19,7	47	16,3	83	28,7	140	48,4	130	44,9

Tabelle 34. *Verlauf der kindlichen Tuberkulose bei Berücksichtigung der verschiedenen Infektionsquellen.*

Bei Ansteckung	Günstig		Fraglich		Schlecht		Tödlich		Summe
	absolut	%	absolut	%	absolut	%	absolut	%	
1. Intrafamiliär	104	69,9	33	22,1	5	3,3	7	4,7	149
2. Sippeninfektion . . .	119	70,8	35	20,8	5	2,9	9	5,4	168
3. Intradomiziliär . . .	112	70,4	34	21,4	5	3,2	8	5	159
4. Extrafamiliär	39	66,7	13	24,5	—	—	5	8,8	57
Und zwar a) Verwandte	15	78,9	2	10,5	—	—	2	10,5	19
b) Fremde	16	57,1	10	35,7	—	—	2	7,2	28
c) Fremde in Wohnungsgemeinschaft (Milieuinf.)	8	80	1	10	—	—	1	10	10
5. Extradomiziliär . . .	31	66	12	25,5	—	—	4	8,5	47
6. Unbekannt	51	61,4	17	20,4	4	4,8	11	13,3	83
7. Extrafamiliär u. unbekannt	89	63,5	31	22,2	4	2,9	16	11,4	140
8. Extradomiziliär und unbekannt	81	62,3	30	23,1	4	3,1	15	11,5	130
Reine Gesamtzahl . . .	193	66,8	64	22,1	9	3,1	23	7,9	289

die intrafamiliären Infektionen überwiegen, um von Lebensjahr zu Lebensjahr abzusinken. Bezüglich der Prognose bestätigt er die Feststellung von Redeker, daß die extrafamiliäre Infektion zwar in geringerem Prozentsatz zu Erkrankungen führt als die intrafamiliäre, daß aber, wenn es zu Erkrankungen kommt, diese schlechtere Aussichten böten. Der Arbeit von Aschenheim sind die zwei vorstehenden Tabellen entnommen.

Aber es ist vielleicht doch besser, wenn man sich diese Vorgänge an einem Modell sinnlich vorstellt. Man nehme einen quadratischen Bogen des bekannten käuflichen Millimeterpapiers, der in Länge und Höhe je 100 in Milligramm untergeteilte Zentimeter mißt, der also 10 000 qcm enthält. Wenn man ganz willkürlich auf diese 10 000 Quadrate etwa 10—12 farbige, z. B. rot gekennzeichnete Punkte beliebig verteilt, so entspricht deren Zahl und Entfernung annähernd der Zahl der auf 10 000 Einwohner heute stets vorhandenen, durch Bettlägerigkeit an ihren Ort gefesselten Lungenschwindsüchtigen im letzten Stadium. Sie bilden als Keimausscheider die größte Gefahr für ihre unmittelbare Umgebung, vor allem für die noch nicht oder wenig bewegungsfähigen Säuglinge oder Kinder der ersten Lebensjahre. Ihre Zahl im Gesamtraum aber ist sehr gering. Außer ihnen befinden sich im gleichen Raum und zu gleicher Zeit mindestens 50 bewegungsfähige Ausscheider von Tuberkelbacillen. Sie sind in den Umweltsverhältnissen der heutigen Menschensiedelungen auf dem Modellplan in steter Bewegung, nicht annähernd so schnell, aber in häufigen Wiederholungen durch den ganzen Raum in längeren Zeitabschnitten so extensiv wie die Gasmoleküle im geschlossenen Raum, und daher wie diese in stetem Zusammenstoß mit den ihnen begegnenden Belegern der übrigen Felder. Man könnte sogar nach den Formeln der Kombinationsrechnung die Verhältnisse in der Zahl der Zusammenstöße berechnen, wenn man die Tuberkulösen als schwarze, die nicht Tuberkulösen als weiße Kugeln betrachtet; man kann, wenn man will, noch weitergehen und das Verhältnis von wirkungslosem und „wirksamem" Zusammenprallen nach der Bezeichnung von Kleinschmidt berücksichtigen; für den ersten Fall erhielte man sehr rasch Zahlen von unfaßbar zahlreichen Stellen und selbst mit der zweiten Einschränkung werden verhältnismäßig schnell die Voraussetzungen Kleinschmidts erreicht.

Für die Größe der Übertragungen an akuten infektiösen Kinderkrankheiten hat in der Tat Pfaundler, in einer Arbeit, die schon nach Niederschrift dieser Ausführungen erschien, die Formeln aufgestellt. Er betont, daß für die Ausbreitung der Kontagion nicht die einfache geometrische, sondern eine nach der Kombinationsrechnung entwickelte höhere Reihe gilt, deren Beschleunigung von der

Zahl der der Ansteckung ausgesetzten Personen abhängt. Wenn K die Kontagionsmöglichkeiten, n die Zahl der ihnen ausgesetzten Personen ist, so lautet seine Formel $K = \frac{n^2 - n}{2}$. Sie setzt voraus, wie das für viele akute Kinderkrankheiten, z. B. die Masern gilt, daß der Infektion die übertragbare Krankheit notwendig folgt. Bei Scharlach und Diphtherie trifft das nicht zu, noch weniger bei der Tuberkulose. Dann würde sich die Formel ändern, aber die Wirkung der Beteiligung aller würde bei der Dauer des Kontakts nur hinausgeschoben, nicht aufgehoben.

Schon das Modell ergibt, daß der Zeitpunkt der vollzogenen Durchseuchung um so eher erreicht wird, je größer die Menschenanhäufung und je stärker die Beweglichkeit ihrer Teile, eine Folgerung, die durch die Beobachtung über die ungleiche Verbreitung der positiven Pirquetreaktion in Stadt und Land bestätigt würde. KLEINSCHMIDT betont ausdrücklich, daß die Tuberkulosedurchseuchung in den einzelnen Landesteilen und Bevölkerungskreisen recht verschieden sei; am frühesten und stärksten erfolge sie im großstädtischen Proletariat. Es folgt zweitens a priori, daß die *Intensität* der Gefahr, infiziert zu werden, größer ist bei den Kindern, die in unmittelbarer Wohngemeinschaft mit Erwachsenen als Trägern offener Tuberkulose leben und daß diese Intensität sich im frühesten Lebensalter mit ihrer so ungünstigen Prognose fühlbarer macht als die Verkehrsgefahr für die späteren Lebensalter. Die Gelegenheit aber, sich im Verkehr seine Tuberkelbacillen schon in der Kindheit zu holen, ist erheblich größer als durch die erste Beziehung, die ja viel seltener ist. Bei diesen beiden Möglichkeiten der Infektion sind aber weiter bezüglich ihrer *Prognose* Unterschiede gemacht worden. Nach REDEKER und SIMON sei das Schicksal eines infizierten Kindes sowohl von der Art der Infektionsquelle abhängig wie von der *Häufigkeit* der bacillären Infektionen; die gelegentliche Infektion böte eine sehr gute Prognose, die einschleichende Infektion eine relativ günstige, die „Überfallsinfektion“ eine ernste und eine solche mit Superinfektion eine fast infauste. Unter Überfallinfektion verstehen REDEKER und SIMON die primäre Ansteckung, die fortdauert in Form von zahlreichen sich immer wiederholenden Infektionen. Gerade diese beiden prognostisch ungünstigeren Fälle aber treffen mehr für die erste Form der Infektionsmöglichkeit, die prognostisch günstigere mehr für die Verkehrsinfektion zu.

Immunität und Auslese.

Mit der Beendigung der Jugend beginnt ein *jäher Einschnitt* im epidemiologischen Geschehen der Tuberkulose. Man hat sich seit Jahrzehnten bemüht, diesen Einschnitt zu überbrücken. Seit KOCH den berühmten Versuch gemacht hat, indem er beim tuberkulös infizierten Meerschweinchen nachwies, daß die Wunde an der zweiten Infektionsstelle am Sitze der Impfung anders verläuft und sich nicht, wie die erste Infektion verallgemeinert, seitdem BEHRING den Ausspruch tat, daß das Schicksal des Tuberkulösen an der Wiege des Säuglings beginne, seitdem RÖMER seine bekannte Lehre von dem Zusammenhang der Kindertuberkulose mit der späteren Lungenschwindsucht des Erwachsenen aufgestellt hat, hat die Forschung nicht aufgehört, diese Lehren auszugestalten, zu ergänzen und zu erweitern. Ursprünglich ging die Auffassung lange Zeit nur dahin, daß die Infektion selbst in der früheren oder späteren Kindheit erfolge, aber eine ruhende, meist in den Lymphdrüsen lokalisierte bliebe. Erst die vielfachen Einwirkungen des Lebens im Alter der Erwachsenen erweckten sie zum Fortschreiten und zu anderer Organlokalisation.

Für die Frage der durch die erste Infektion eingeleiteten toxischen und infektiösen Immunität im anatomischen Verlauf des Weitergehens der Infektion ist der pathologische Anatom und der Kliniker zuständig, nicht der Epidemiologe. Es sei deshalb nur auf den primären Herd, auf die RANKEsche Stadienlehre, ihre Vertretung durch PAGEL und Anfechtung durch REDEKER usw. berichtend hier hingewiesen. So wenig es gerechtfertigt ist, wie das heute zuweilen geschieht, die Ergebnisse des Tierversuchs als Grundlage von Folgerungen beim Menschen gänzlich abzulehnen, so stehen aus einem ganz anderen Grunde Schlußfolgerungen aus den groß angelegten Ergebnissen der Tuberkulosetilgung bei Rindern auf die menschlichen Bekämpfungsmethoden Bedenken entgegen. Der Tierarzt kann die Absonderung der ansteckenden Tiere gründlicher durchführen, schließlich eben auch durch Abschlachten.

Der Mittelpunkt der Lehre von der erworbenen Immunität beim Menschen ist die Durchseuchung weiter Kreise der Bevölkerung im Kindesalter und die daraus gezogene Folgerung einer sehr ausgedehnten erworbenen Immunität für das spätere Lebensalter, die bei einer Superinfektion endogenen oder exogenen Charakters sich durch geänderten anatomischen Verlauf kennzeichnet. Mit der Heranziehung des Begriffes einer weitgehenden Durchseuchung in dichten Bevölkerungsverhältnissen erhält die Frage ihre *epidemiologische* Bedeutung, und auch der Vertreter der öffentlichen Gesundheitspflege wird ihr bei seinem Zielstreben nur wohlwollend gegenüberstehen, weil die Möglichkeiten, der Tuberkulose im Alter der Erwachsenen durch weitgehende Prophylaxe schon im Kindesalter entgegenzuwirken, ein verlockendes, weil erreichbares Ziel bilden muß.

Und gerade von epidemiologischer Seite fand diese Lehre von der Umstimmung durch Durchseuchung eine Stütze in der Beobachtung von Völkern, die auf jungfräulichem Boden gegenüber der Tuberkulose leben. Es ist die schon früher erwähnte Tatsache, daß bei Angehörigen solcher Völker, wenn Einschleppung erfolgte, oder sie selbst in ein anderes Klima versetzt wurden und an der Tuberkulose erkrankten, diese von der Lungenschwindsucht stark abwich und sich dem Charakter der Säuglings- und Kindertuberkulose stark näherte.

Es ist nun von großer Bedeutung, daß gerade in deutschen epidemiologischen und statistischen Schriften der jüngsten Zeit die Grundpfeiler dieser Durchseuchungslehre stark angefochten werden. So wiesen GREENWOOD und GEORG WOLFF 1928 in Bd. 52 der Zeitschrift für Tuberkulose darauf hin, daß gerade im dichtest bevölkerten Bevölkerungskreis einer Großstadt die Verbreitung der Tuberkulose der Erwachsenen viel häufiger sei als in weniger dicht bevölkerten Wohngegenden; und GEORG WOLFF wiederholt diese Bedenken gegen die Durchseuchungslehre im Kindesalter in der Deutschen Medizinischen Wochenschrift 1930, Nr. 39. Auch BRÄUNING und NEUMANN in ihrer schon erwähnten Arbeit in der Zeitschrift für Tuberkulose 1929, Nr. 53, hoben selbständig hervor, daß verschiedene Erscheinungen der Erkrankungshäufigkeit in späteren Lebensjahren gegen den Erwerb einer Immunität sprechen. Auch die schon erwähnten und hier wiedergegebenen Tabellen von FRÖLICH zeigen keine großen Unterschiede im Morbiditäts- und Mortalitätsverhalten von Erwachsenen, ob sie im Kindesalter pirquetpositiv oder -negativ waren; und PEISER hat in seiner kürzlich in der Klinischen Wochenschrift veröffentlichten Arbeit auf die Bedeutung dieser Feststellungen nachdrücklich hingewiesen. BEHRENDT betont in durch Druck hervorgehobenem Satz in seiner wiederholt angeführten Arbeit: „*Ob* und *warum* die kindliche Infektion sich beim Erwachsenen zur Phthisis entwickelt, darüber wissen wir noch nichts." Sehr nachdrücklich aber hat BRUNO LANGE in mehreren Arbeiten zu der Frage der Durchseuchung als Ursache einer Immunisierung Stellung genommen und aus seinen Experimenten ablehnende Schlüsse gezogen und auch sein früherer Mitarbeiter LYDTIN hat nochmals die Gedankengänge systematisch in der Klinischen Wochenschrift 1930, Nr. 49 zusammengefaßt. In einer größeren und allgemeineren Darstellung hat BRUNO LANGE in Heft 10 der Jahreskurse für ärztliche Fortbildung 1930 seine Auffassung vertreten. Er geht davon aus, daß trotz gegebener Gelegenheit zur Ansteckung sehr oft die exponierten Menschen nicht erkrankten. Sie bleiben trotz erfolgter Infektion gesund, oder es kommt nicht einmal zu einem primären Herd. Dieses ungleiche Verhalten beruhe nur zum kleinen Teil auf Unterschieden der Menge und Virulenz der Erreger, sie würden in der Hauptsache durch Unterschiede der *individuellen Resistenz* bedingt. Die Lehre von einer durch eine primäre Infektion herbeigeführten Immunität als Ursache für ein geändertes Verhalten im späteren Leben sei anfechtbar. Auf Grund seiner eigenen Untersuchungen sei er zu der Überzeugung gelangt, daß die Lehre von der natürlichen Immunisierung der Erwachsenen durch die latente Kindheitsinfektion zum großen Teil von irrigen Voraussetzungen ausginge und weder durch Experimente noch durch andere Beobachtungen in ihren Schlußfolgerungen ausreichend gestützt sei. *Daß* eine Immunität tuberkulöser Tiere und auch tuberkulöser Menschen gegen Tuberkulose tatsächlich vorhanden sei, könne heute nicht mehr zweifelhaft sein. Anfechtbar sei aber die RÖMERsche Schlußfolgerung, daß die tuberkulöse Kindheitsinfektion des Menschen während des ganzen Lebens oder während des größten Teiles desselben nicht ausheile, und daß auch im Falle einer Ausheilung noch eine Immunität bestände. Er selbst habe mit LYDTIN nachgewiesen, daß nach erfolgter Ausheilung die Immunität erloschen wäre. Trotz der alten Kindheitsinfektion erkrankten nicht selten der Ansteckung ausgesetzte Erwachsene unmittelbar im Anschluß an diese an Tuberkulose besonders in dem für sie so verhängnisvollen Pubertätsalter. BRÄUNING habe mit Recht betont, daß der hohe Anstieg der Tödlichkeit in diesem Alter der Durchseuchungstheorie geradezu widerspräche. All die verschiedenen Schädigungen, welche die Resistenz eines Menschen verminderten, könnten zur Aktivierung der Tuberkulose und unter Umständen zu einem tödlichen Verlauf für den Träger des immunisierenden Infektes führen.

Entscheidend sei also nicht die Immunität, sondern der Grad der dauernden oder vorübergehenden *natürlichen Resistenz*. Auf diesen Satz könnte auch das Verhalten der nach Europa eingeführten Neger zurückgeführt werden, deren hohe Sterblichkeit an aktiver Tuberkulose durch plötzlich einsetzende Verschlechterung der äußeren Lebensbedingungen, insbesondere durch den Klimawechsel bedingt sein könne. Auch die Widerstandsfähigkeit von Menschen durchseuchter Bevölkerungsgebiete könne ohne die Hypothese der Immunität nach latenter Durchseuchung erklärt werden.

Am schärfsten hat sich kürzlich zu dieser Frage nach sorgfältiger Zusammenfassung der hauptsächlichsten Tatsachen in ihrer geschichtlichen Entwicklung LYDTIN, der frühere Mitarbeiter von B. LANGE, in seinem Übersichtsaufsatz geäußert. Er betont, daß die Vorstellungen von der Bedeutung *spezifisch* erworbener Immunitätserscheinungen noch bis heute das medizinische Denken beherrschten. Sie seien die Voraussetzungen, unter denen man sich bemühe, eine von der Natur vorgemachte Schutzimpfung so nachzumachen, daß die Verlustkonten der bei dieser virulenten Durchseuchung zwangsläufig Wegsterbenden vermieden würden. *Diese Auffassung aber halte im vorliegendem Fall heute einer kritischen Betrachtung nicht mehr stand.* Bei der menschlichen Tuberkulose sei nichts davon bemerkbar, daß ein Überwinden der Krankheit einen nachhaltigen Schutz gegen eine Zweiterkrankung hinterließe. Die aus dem Tierversuch, der Epidemiologie und Klinik gezogenen Schlußfolgerungen immunisatorischer Kräfte würden bei kritischer Beurteilung *hinfällig.* Die gleiche Durchseuchung, wie bei gesteigerter Infektionsgefahr von Naturvölkern, träte bei uns in der *Kindheit* ein; wie bei den Naturvölkern die widerstandslosen Erwachsenen im Anschluß an die Erstinfektion in Form primärer und sekundärer Tuberkulose wegsterben, und erst später bei den Resistenten die Todesfälle an tertiären Erkrankungsformen isolierter Tuberkulose folgten, so stürben bei uns angesichts der nicht zu bestreitenden Tatsache, daß unsere Bevölkerung aus verschieden resistenten Individuen zusammengesetzt sei, die widerstandslosen Individuen schon früh fort, meist in der Kindheit, entsprechend der früheren Infektionsgelegenheit an mehr oder weniger generalisierten Tuberkuloseformen. Die Widerstandsfähigen überständen die Erstinfektion, erkrankten erst später, wenn unter irgendwelchen unspezifischen Einflüssen, die REDEKER Zwischenfaktoren genannt hätte, die Widerstandskraft sich ändere, oder weitere, vor allem gehäufte Infektionen den Organismus träfen, dessen Widerstandskraft durch solche Zwischenfaktoren gerade herabgesetzt sei. Der alte verkalkte Primäraffekt sei demnach nicht die *Ursache,* sondern höchstens das *Zeichen* einer erhöhten *Resistenz.* Er böte keine Gewähr für die Zukunft, sondern sei, wie wir täglich erführen, nur ein Hinweis, daß der Organismus zur Zeit der Erstinfektion über eine gewisse Resistenz verfügte, die aber im Lauf des Lebens sich unter allen möglichen unspezifischen Faktoren ändern könne. Eine geschlossene Bevölkerungsgruppe verliere bei einer Durchseuchung die Widerstandslosen dadurch, daß sie, in mehr oder minder unmittelbarem Anschluß an die Erstinfektion, wegstürben und daß diese bei entsprechend *früher Durchseuchung* von der *Fortpflanzung* ausgeschlossen würden. LYDTIN eröffnet damit die Perspektive einer Befreiung von der Tuberkulose durch Austilgung der Hinfälligeren in der Kindheit und ihren Ausschluß von der Vererbung ihrer genotypischen Minderwertigkeit bei Fortdauer der Herabsetzung der erblich überkommenen Resistenz durch peristatische unspezifische Einwirkungen. Doch verweist er selbst darauf, daß nicht nur die beiden Grenzstadien der absoluten Hinfälligkeit oder Resistenz beständen, sondern innerhalb ihrer alle Übergänge. Und er hätte noch hinzufügen können, daß im Säuglingsalter die Hinfälligkeit unabhängig von vorhandener oder fehlender, erblich überkommener Anlage unter allen Umständen nahezu absolut ist, wie dieses Alter auch für andere Schädigungen nach der positiven oder negativen Seite ebenfalls eine Ausnahmestellung einnimmt.

Wir haben schon einmal den gleichen trügerischen Analogieschluß erlebt, als vor 40 Jahren angesichts der schönen Feststellungen über experimentell erreichbare Immunität und der feststehenden Tatsache einer erworbenen Immunität bei Masern und Pocken der Satz von dem Eintritt einer durch Schutzimpfung oder Überstehen der Krankheit erworbenen Immunität willkürlich verallgemeinernd auf alle oder fast alle durch Mikroorganismen erzeugte seuchenhaften Erkrankungen des Menschen übertragen wurde. Es brauchte sehr lange Zeit, um an der Hand epidemiologischer Feststellungen das Irrtümliche dieser Verallgemeinerung zu erweisen und der Beweis ist noch nicht zu allen Beteiligten gedrungen. Die Lehre von der Immunisierung durch den Primäraffekt bei der Tuberkulose bildet zugleich einen lehrreichen Beitrag zu den allgemeinen Bemerkungen von KISSKALT in seiner „Allgemeinen Epidemiologie", daß die „deduktive" Methode aus den Eigenschaften der Mikroorganismen und in zweiter Linie der befallenen Individuen, weiter der angenommenen Möglichkeiten der Übertragung den Ausbruch der Seuche konstruiere bzw. erkläre; die Epidemiologie dagegen ginge auf dem schwierigeren Wege *induktiv* vor, indem sie statt „Ursachenforschung" Tatsachenforschung triebe. Die deduktive Methode sei moderner, könne aber manche Fragen allein nicht lösen, da der Versuch nicht alle Bedingungen erschöpfe und habe mindestens die Bestätigung durch die induktive Seuchenforschung nötig, die sich, im Gegensatz zu dem kühnen, aber oft gefährlichen Gedankenflug der ersteren, auf dem sicheren, aber oft niederen Boden der „bisher" beobachteten Tatsachen bewege.

Es ist angesichts der hohen Zahlen der Tuberkulosesterblichkeit im ersten Lebensjahr schon rein zahlenmäßig einleuchtend, daß diese Gruppe, bei der die Infektion fast stets zur fortschreitenden Krankheit führt, und bei der von diesen Erkrankten mindestens 80% schnell durch den Tod hinweggerafft werden, als immunisierender Faktor überhaupt ausfällt. Die Zweifel an dem Zusammenhang der Schwindsucht der Erwachsenen mit der ruhenden Tuberkulose der Kinder im Sinne der Immunitätslehre, zu denen unabhängig voneinander BRÄUNING, FRÖLICH, G. WOLFF und GREENWOOD, BEHRENDT u. a. gekommen waren, haben einfache Erwägungen zur Unterlage; sie taten das, was immer zum Fortschritte des Erkennens führt, sie gingen nicht an das Überlieferte gläubig heran, sondern sie wunderten sich. Aber wie PLANCK in seiner Rede über Positivismus und reale Außenwelt vom 12. November 1930 betonte, ist den Bildnern von Hypothesen so lange vollständig freie Hand zu lassen, als ihre Lehre in allen ihren Teilen logisch *widerspruchsfrei* ist, auch in den aus ihr abgeleiteten Konsequenzen. Sobald aber einmal irgendwo Schwierigkeiten bei der *Deutung* von Ergebnissen auftauchen, seien dies Anzeichen für das Absterben der alten und das Heranreifen einer neuen Hypothese, deren Aufgabe es sei, die Krise zu lösen und eine neue Theorie einzuführen, welche die Vorzüge der alten beibehält und ihre Mängel verbessert.

Gegenüber stehen eine große Gruppe jugendlicher Menschen, die, mit steigendem Alter zunehmend, fast bis zu 80% infiziert sind und dennoch weniger Todesopfer aufweisen, als irgendein anderes Lebensalter, dann jene selben Infizierten einige Lebensjahre oder Jahrzehnte später, von denen eine sehr beträchtliche Zahl von der fortschreitenden Erkrankung der Lungen befallen wird und ihr binnen wenigen Jahren mit der geradezu ungeheuerlichen Letalität von fast 70% erliegt. Wo bleibt da die Wirkung der Immunisierung durch die kindliche Infektion? Ein Schritt weiter ist der Analogieschluß mit anderen Krankheiten. ROBERT KOCH führte die verhältnismäßig geringe Gefährlichkeit der Malaria und afrikanischen Recurrens bei den Eingeborenen auf das gerade Gegenteil dessen, was wir bei der Tuberkulose heute behauptet sehen, auf die Übersterblichkeit der Kinder an derselben Krankheit zurück. Aber diese Deutung ist erst möglich durch die weitere Annahme, daß das Überstehen der Krankheit eine persönliche erworbene Immunität herbeiführt. Gerade deshalb sind ja die Masern eine Kinderkrankheit und waren es die Pocken vor der Schutzimpfung. Auf die Wirkung der Auslese *allein* als Ursache einer späteren größeren Resistenz der Erwachsenen *innerhalb der gleichen Generation* glaubte man sich nicht berufen zu dürfen und zog die individuelle erworbene Immunität mit heran. Aber diese Deutung ist nicht haltbar. Denn es besteht keine erworbene Immunität gegen Malaria und ebensowenig eine solche wenigstens für die europäische Recurrens. Deshalb hat schon vor Jahrzehnten ZIEGLER die verhältnismäßige Harmlosigkeit der Malaria bei erwachsenen Eingeborenen auf eine lange Zeiträume beanspruchende Austilgung der Hinfälligen, also durch *Auslese* zu erklären versucht. Es wäre, um an der Lehre von der immunisierenden Wirkung durch Infektion der Jugend festzuhalten, noch die Annahme denkbar, daß ohne eine solche die Zahl der rasch um sich greifenden Tuberkulosen bei den Erwachsenen eben eine außerordentlich viel größere geworden wäre. Aber FRÖLICH hat doch festgestellt, daß die Gruppen der positiv und negativ nach PIRQUET reagierenden Kinder bei seinem individuellen Beobachtungsmaterial im späteren Alter überhaupt keine nennenswerten Unterschiede gegenüber der Tuberkulosegefahr aufwiesen. Darum liegt der Fortschritt in der Betrachtungsweise, wie sie B. LANGE und LYDTIN anstellten, darin, daß sie, ebenso wie ZIEGLER für die Malaria der Eingeborenen, nicht bei der Betrachtung der Geschicke einer *einzelnen,* im Alter fortschreitenden Generation Halt machen, sondern das Geschehen bei den *einanderfolgenden Generationen* in den Vordergrund stellten.

Und erst dadurch gewinnt ihre Auslesetheorie an Bedeutung. Sie betonen nämlich, daß die überlebenden Widerstandsfähigen, die nach der Infektion nicht erkranken oder die Krankheit überwinden, ihre Resistenz auch auf die Nachkommen vererben. Soweit es sich um die angeborene, nicht um die erworbene Resistenz handelt, trifft ja ihre Deutung zu, wie die Beobachtungen von der Vererbbarkeit der angeborenen persönlichen Resistenz und der Nichtvererbbarkeit einer erworbenen Immunität beweisen. Die Durchseuchung in der Jugend führt also, wie LANGE unter Berufung auf NEUFELD betont, zu einer Auslese der Widerstandsfähigen auch in den folgenden Generationen, weil die Hinfälligen ihrer Infektion vor erlangter Fortpflanzungsfähigkeit erliegen. Für Diphtherie hat diese Annahme, die ich hier schon seit 1903 vertreten habe, nach langer Ablehnung erst in der neuesten Zeit durch die Blutgruppenuntersuchung von HIRSZFELD und dessen Schülern eine sehr starke Stütze erfahren. HIRSZFELD beobachtete, daß mit der Blutgruppe auch zugleich die Disposition oder Resistenz gegenüber Diphtherie gekoppelt sei. Bei Erbgängen gleicher Blutgruppen hatten auch die Nachkommen den gleichen Grad positiver oder negativer Spezifitätsreaktion der Haut, auf ungleich reagierende

Eltern verteilt sich das Verhalten der Nachkommen nach der MENDELschen Regel.

Für die Tuberkulose hat soeben diese Auffassung in einer merkwürdigerweise fast gleichzeitig mit der LANGEschen Arbeit erschienenen Untersuchung des bekannten norwegischen Tuberkuloseforschers ANDFORD, dem wir schon so manche wertvolle epidemiologische Feststellung verdanken, eine eigenartige Ergänzung erfahren. ANDFORD untersuchte, angesichts der gegenwärtigen Tendenz der Tuberkulosesterblichkeit zum Absinken, für längere Zeiträume den Verlauf der Tuberkulose nach *Altersgenerationen*. Er ging durch die Kalenderjahre die einzelnen Jahresklassen durch in ihrem Altern bis zur heutigen Zeit und stellte die Ergebnisse tabellarisch und graphisch zusammen. Im fortschreitenden Älterwerden hielten die einzelnen Jahresgänge mit hoher und die mit stetig sinkender Tuberkulosesterblichkeit in der Kurve vollkommen gleichmäßig die Höhe des Grades ihrer Sterblichkeit fest. Es zeigte sich also, und darin liegt das Wichtige seines Fundes, daß der Grad der Sterblichkeitsabnahme für alle Altersklassen in der Fortsetzung ihres Lebens sich auf gleicher Höhe hielt.

Nach der RÖMERschen Durchseuchungstheorie müßte man annehmen, daß eine Generation mit geringerer Sterblichkeit in ihren jungen Jahren später eine kompensierende Übersterblichkeit im höheren Lebensalter haben müsse, wenn der Faktor der Virulenz des Bacillus und der konstitutionellen Resistenz als konstant angenommen wird. Falls die ANDVORDsche Annahme sich nach Anwendung besserer Methoden und auf mehrere Länder bestätigen sollte, so wäre damit allerdings auch die LANGEsche Lehre von der vererbten Resistenz und der dadurch gesteigerten Auslese gefestigt. Genau wie bei meinen Berechnungen für die Diphtherie 1903 würde sich auch für die Tuberkulose gezeigt haben, daß in der Aufeinanderfolge der Generationen solche von einer von vornherein gegebenen unspezifischen Resistenzhöhe sich ablösen, die für das ganze Leben bis zum Aussterben dieser Generation festgehalten wird, aber natürlich für das Individuum durch nichtspezifische Herabsetzungen des angeborenen Grades der Resistenz durchbrochen werden kann.

Das heutige Absinken der Tuberkulose käme, falls ANDVORD Recht behält, dann dadurch zustande, daß die Zahl der Hinfälligen mit jeder neu eintretenden Generation geringer wird. Und wenn wie in den letzten Jahrzehnten der Gegenwart diese Abnahme eine stetige und von Generation zu Generation sich steigernde ist, so entstände daraus auch die Möglichkeit, den Wellenbewegungen der Tuberkulose in ihren säkularen Veränderungen eine verallgemeinernde Deutung zu geben, während die sekundären Wellenbewegungen der Schwankungen innerhalb der Säkularkurve und die tertiären durch Klima und andere Gelegenheitseinflüsse wie Hungersnöte nur noch die Bedeutung von mehr zeitlichen Faktoren behielten.

Die Auslesetheorie, die sich den Ersatz der heute geltenden Lehre von der Immunisierung durch Durchseuchung zur Aufgabe gemacht hat, bedarf noch langer planmäßiger und sehr eingehender Bearbeitung, ehe sie als zu Recht bestehend angenommen werden kann. Die Feststellung der Kliniker und Pathologen über die gewandelte Reaktion eines Organismus, in dem schon eine frühere Infektion Veränderungen herbeiführte, und in dem die toxische Wirkung vorhandener Herde wirkt, kann natürlich durch epidemiologische statistische

Feststellungen nicht aus der Welt geschafft werden. Es gilt, die schwerwiegenden Gründe der Auslesetheorie mit ihr in Einklang zu bringen, und das wird die Aufgabe der Forschung der nächsten Zukunft sein müssen. Bestehen bleibt für heute, daß die epidemiologische Untersuchung ernste Zweifel, nicht an den klinisch und anatomisch festgestellten Tatsachen, sondern an den aus ihnen gezogenen Folgerungen aufgedeckt hat.

Die ANDVORDsche Berechnungsweise ist aber zunächst schwerfällig, er hätte sich der Methode der Absterbeordnung bedienen müssen, ihre Auslegung ist weiter nicht durchaus unzweifelhaft. Natürlich bedarf sie der Nachprüfung an größerem Material. Für Deutschland wurde schon gesagt, daß das Absinken der Säuglings- und Kindersterblichkeit erheblich später eintrat als im Alter der Berufstätigkeit, daher ist das zur Verfügung stehende statistische Material noch zu jung, um an ihm die Theorie nachzuprüfen. Hier wird man zur Nachprüfung der Theorie von ANDVORD erst von demjenigen Zeitabschnitt ausgehen dürfen, als auch für die Jugend die Senkung begann. Diese Erscheinung, daß die Abnahme der Tuberkulosesterblichkeit im Alter der Erwerbsfähigen derjenigen des Säuglings- und Kindesalters lange vorausging, ist recht vieldeutig und hat auch die verschiedensten Auslegungen erfahren, die bei dieser Gelegenheit kurz angeführt werden sollen.

Zur Erklärung dieses verschiedenen Verhaltens habe ich 1901 darauf hingewiesen, daß ein großer Teil der Fälle von Säuglingstuberkulose doch auf Genuß tuberkulöser Milch zurückzuführen ist. L. ASCHOFF hat auf eine andere Erklärungsmöglichkeit hingewiesen, daß nämlich diejenigen Maßnahmen, besonders der Fürsorge, auf die die Abnahme der Tuberkulose der Erwachsenen zurückzuführen sei, gegenüber der sekundären exogenen oder autogenen Superinfektion sich wirksam erwiesen hätten, nicht aber gegenüber der primären progredienten der Kinder. ROSENFELD setzt auch eine Beziehung zwischen der Abnahme der akuten Infektionskrankheiten des Kindesalters und dem Absinken der Todesfälle an Kindertuberkulose voraus. Denn da einige dieser Krankheiten wie Masern und Keuchhusten die ruhende Tuberkulose zur fortschreitenden erwecken können, müsse die Minderung dieses Faktors auch rückwirkende Folgen auf die Zahl der Tuberkulosetodesfälle haben. Neuerdings macht WEISSFEILER auf die Korrelation zwischen Tuberkulosemortalität der Kinder und Geburtenabnahme aufmerksam. Auch deshalb bedarf die Arbeit von ANDVORD einer zurückhaltenden Beurteilung.

Im unmittelbaren Zusammenhang mit dieser Fragestellung steht ein weiteres auf die Tuberkulose anwendbares Problem der Vererbungslehre, das schon von anderer Seite für die Nosologie der Infektionskrankheiten ausgewertet wurde. In seiner großen Abhandlung über „Person und Infekt" hat F. SCHIFF nachdrücklich darauf hingewiesen, daß ererbte Anlagen überhaupt in sehr verschiedenen Lebensaltern in die Erscheinung treten. Die naive Gleichung ererbt = angeboren sei längst aufgegeben. Deshalb stände nichts im Wege, die *natürliche* Immunität der höheren Lebensalter und den umgekehrten Vorgang auch auf eine allmählich erst während des späteren Lebens zur Geltung kommende Erbanlage zurückzuführen. Wenn dem so ist, dann ist das Dominante der Grad der angeborenen Resistenz überhaupt und das Sekundäre die Art der Schädigung, die der Altersdisposition unterliegt. Ich habe deshalb einmal von einer *alternierenden Disposition* gesprochen. Meine Auffassung ging von den Beobachtungen als Familienarzt aus, bei denen ich mehrfach feststellte, daß größere Familienkomplexe, die unter ihren Kindern eine überdurchschnittliche Sterblichkeit an den akuten Infektionskrankheiten zu beklagen hatten, oft auch unter den Erwachsenen eine erhöhte Sterblichkeit an Lungentuberkulose aufwiesen. Da die klinische Beobachtung des einzelnen irreführen kann, habe ich an etwa 1000 durch Tod erledigten Lebensversicherungsfällen die Frage weitergeprüft. Die bei der Untersuchung gesund Befundenen, später an Lungentuberkulose Verstorbenen hatten 11,2% ihrer Geschwister an akuten Infektionskrankheiten im Kindesalter verloren, die an anderen Krankheiten verstorbenen Versicherten nur 6,2%. Überhaupt betrug die Sterblichkeit der Geschwister unter 10 Jahren der später an Lungentuberkulose verstorbenen Versicherten 21,2% gegen 15,4% der anderen Gruppe. Falls meine Feststellung an größerem Material von anderer Seite Bestätigung findet, deren sie noch bedarf, so würde der größeren unspezifischen Hinfälligkeit gegenüber dem Tuberkelbacillus im Alter der Erwachsenen eine größere Hinfälligkeit besonders gegenüber Streptokokken im Kindesalter entsprechen und die Auslese durch Austilgung der Hinfälligeren noch durch andere Kontagien als den Tuberkelbacillus bewirkt werden. Und ebenso umgekehrt; irgendwelche anderen konstitutionellen nachhaltig wirkenden, aber das Leben nicht auslöschenden Schädigungen der Resistenz in der Jugend könnten sich in größerer Hinfälligkeit gegenüber der Tuberkulose beim Erwachsenen auswirken. Die Lebensversichungsmedizin, die unbeirrt durch Tageslehren lediglich die Zahlenergebnisse gelten läßt und nur die verlorenen Lebensjahre in die Rechnung einsetzt, hat wegen der zahlenmäßig schwer zu verarbeitenden anamnastischen Daten aus der Jugend diese Frage für die Tuberkulose noch nicht gelöst, aber auf dem Gebiete der Kreislaufserkrankungen mit ihrer „Prognostik auf lange Sicht“ bedeutungsvolle Ergebnisse erzielt, mit entsprechenden Ergebnissen einer mit dem Lebensalter wechselnden alternierenden Disposition, nach denen das Konstante der Grad der Resistenz, das wechselnde die jeweilige Altersdisposition gegen besondere exogene Schädigungen ist, genau wie ein Waghalsiger oder Unbedachter in jedem Lebensalter sich mit anderen Umweltsgefahren herumzuschlagen hat.

Die Tuberkulose der Erwachsenen.

Im letzten Jahrzehnt des vorigen Jahrhunderts, kurz ehe Koch den Unterschied zwischen humanen und bovinen Bacillen aufdeckte, prägte Behring das schon früher erwähnte Wort, daß für das Schicksal der Tuberkulösen das Lied an der Wiege gesungen sei. Dieses Wort hat sich für Jahrzehnte den Forschern und Ärzten eingeprägt, obgleich später diese Lehre eine ganz andere Deutung angenommen hat, nämlich die einer Änderung der Immunitätslage der Tuberkulose des Erwachsenen durch die Erstinfektion in der Jugend, aber doch kaum bei derjenigen des ersten Lebensalters, denn die größte Zahl der an Tuberkulose erkrankten Säuglinge scheidet ja sehr bald nach der Infektion durch den Tod aus, und wie verheerend eine Fütterungstuberkulose in dem ersten Lebensjahre wirkt, selbst mit abgeschwächten Tuberkelbacillen, das hat Lübeck zur Genüge dargetan. Im vorigen Abschnitt wurde eingehend ausgeführt, warum die Grundpfeiler dieser Lehre ernstlich erschüttert worden sind. Aber wie hier auch durch spätere Prüfungen die Entscheidung fallen wird, jedenfalls muß schon heute mit aller Bestimmtheit ausgesprochen werden, daß vom Standpunkt der Epidemiologie und Sozialhygiene die Tuberkulose des berufsfähigen Alters in der klinischen Form der Lungenschwindsucht *ganz anders und viel gewichtiger gewertet werden muß als diejenige aller anderen Altersklassen.* Die Lokalisationen außerhalb der Lungen, die bei Erwachsenen oft genug nur Sekundärinfektionen von dieser aus sind, namentlich in Kehlkopf und Darm, spielen gewiß klinisch und therapeutisch eine größere Rolle, nicht aber epidemiologisch. Und dieser Abstand gilt auch für die Lungenschwindsucht der Berufsfähigen gegenüber der *Alterstuberkulose,* die hier epidemiologisch nur ganz kurz behandelt zu werden braucht.

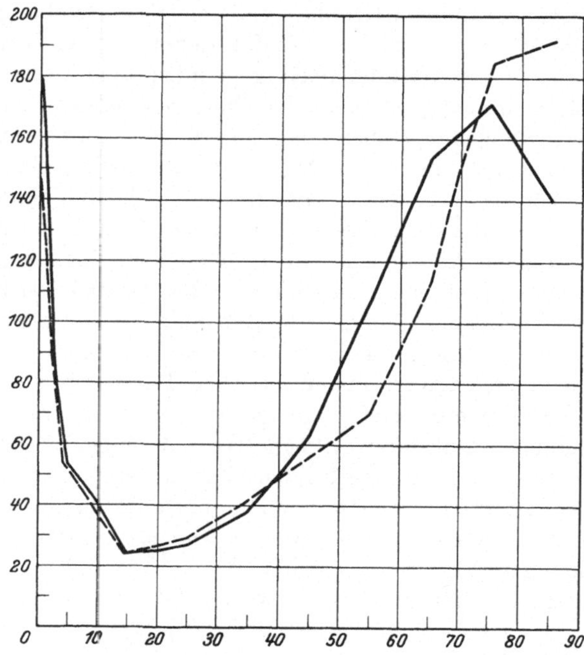

Abb. 9. Absterbeordnung 1912 Berlin für alle Krankheiten nach FREUDENBERG. m. ausgezogene Linie. w. gestrichelte Linie.

Seit WÜRZBURG nachdrücklich darauf hinwies, daß auf die Zahl der Lebenden berechnet die Tuberkulose im *Greisenalter* noch ansteigt, eine Tatsache, die durch die hier wiedergegebenen Tabellen und die Kurven aus späterer Zeit nur bestätigt wird, ist diese Feststellung oft genug gemacht worden, aber der Anteil dieser Altersgruppe an der Gesamtbevölkerung ist durch stete Verminderung infolge Absterbens an anderen Krankheiten ein so geringer geworden, daß bei der Berechnung auf 100 Todesfälle die Bedeutung der Altersschwindsucht ebenso wie in ihrer absoluten Zahl mächtig zurücktritt. Die Alterstuberkulose, wohl infolge des Wiederaufflackerns lange zur Ruhe gekommener früherer Erkrankungszustände, hat einen so schleichenden Verlauf, daß sie als solche oft genug gar nicht erkannt wird. Die interessanten Untersuchungen von GOLDMANN und G. WOLFF in Berliner Siechenhäusern kamen zahlenmäßig zu dem Ergebnis einer Erkrankungshäufigkeit von 2,7% von Tuberkulosebacillenausscheidern, ohne daß vorher die richtige Diagnose gestellt oder auch nur vermutet worden war.

Es ist also klinisch wohl mit dieser Form zu rechnen, schon weil sie allzu häufig unentdeckt bleibt, und vom Standpunkt der Seuchenverbreitung spielen ja bekanntlich die Fälle der Ansteckung von Kindern durch ältere Personen eine nicht unbeträchtliche Rolle. Aber im Rahmen der Gesamterkrankungen sind sie doch bei der geringen Besetzung der höheren Altersklassen nicht allzu schwerwiegend.

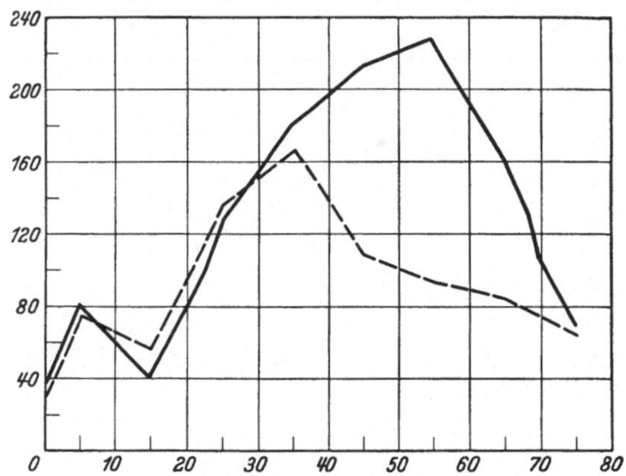

Abb. 10. Absterbeordnung an Tuberkulose Berlin 1910 nach FREUDENBERG.
m. ausgezogene Linie. w. gestrichelte Linie.

Das zahlenmäßige Übergewicht der Tuberkulose des Alters der Erwerbsfähigen geht aus der folgenden, von mir zusammengestellten Tabelle 35 hervor. Sie enthält aus dem Jahre 1910 in der ersten Kolumne die Altersverteilung der Lebenden, die zweite Säule bringt nach männlich und weiblich getrennt die Absterbeordnung für die Tuberkulose nach Altersklassen (FREUDENBERG) und die dritte Säule den Anteil der Tuberkulosetoten an 100 Gestorbenen. Wie in einer früheren Tabelle ist die erste und dritte Säule auf 100, und die mittlere auf 1000 Geborene berechnet. Wie man sieht, verhält sich im Säuglingsalter der Anteil der Tuberkulose-Gestorbenen an den Toten annähernd wie ihr Anteil an den Lebenden. Im Greisenalter über 65 Jahre betragen die Opfer der Tuberkulose ungefähr das Doppelte dessen, was nach der Altersbesetzung der Lebenden zu erwarten gewesen wäre. Im Kindesalter von 5—15 Jahren sinkt der Anteil auf weniger als die Hälfte, dagegen beträgt er im erwerbsfähigen Alter bei Männern erheblich mehr als das der Zahl der Lebenden entsprechende Quantum. Noch mehr ergibt sich dies in Säule 3, wo wegen des Rücktritts an anderen Todesursachen der Anteil der Lungenschwindsucht außerordentlich viel stärker hervortritt. Besonders deutlich geht das Gleiche noch aus der angefügten Indexberechnung für die Altersklassen (Tab. 36) und aus der Berechnung zu

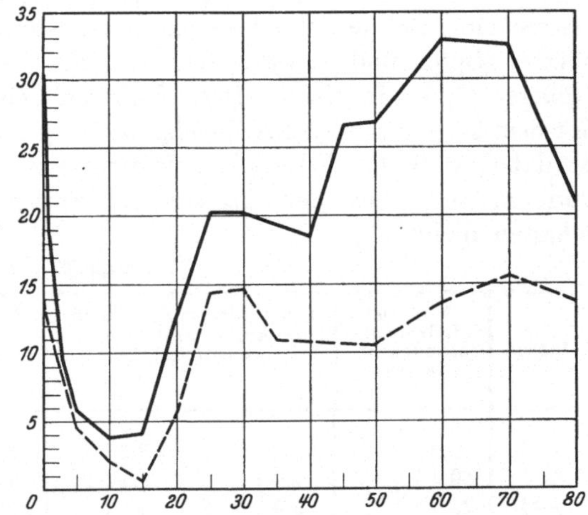

Abb. 11. Es starben in Preußen auf 10 000 lebende Männer an Tuberkulose.
1896 ausgezogene Kurve. 1926 gestrichelte Kurve.

der Absterbeordnung von FREUDENBERG in der Kurvendarstellung hervor. In den vorstehenden zwei Abbildungen ist in der ersten (Abb. 9) die Absterbeordnung beider Geschlechter für sämtliche Krankheiten dargestellt, in der zweiten (Abb. 10) die Absterbeordnung allein für die Tuberkulose. Die Tuberkulose verhält sich anders als die Gesamtsterblichkeit. Ein Blick auf die Kurve für die Tuberkulose zeigt sofort, daß der Hauptteil der Opfer, die eine Generation von der Geburt bis zur Beendigung ihres Lebens der Tuberkulose zu zollen hatte, bei Männern hauptsächlich um die Jahre von 15—55 eintritt, bei Frauen bis etwa 40, und daß der Anteil der anderen Lebensjahre hinter diesen *außerordentlich zurücktritt.* Dabei fällt ein Licht auf die Beteiligung der Geschlechter. Die Abb. 11 und 12 zeigen als Ergänzung der Absterbekurve die Berechnung für das männliche und weibliche Geschlecht getrennt, im Vergleich der Jahre 1896 und 1926. Es ergibt sich, wie schon früher gezeigt, daß die Gesamtzahl der Opfer der Frauen erheblich *unter* der der Männer liegt. Es tritt nur eine *Verschiebung* nach Altersklassen ein. Bei den Männern steigt die Kurve etwas später an, erreicht aber höhere Gipfel und sinkt später ab. Bei den Frauen beginnt die Zeit der größeren Opfer in einem etwas früheren Lebensalter, tritt aber dafür schon mit dem 35.—40. Jahre ins Gleichgewicht und in die Absenkung. Von Interesse ist dabei, daß der *Verlauf* der niedriger gewordenen Kurve in wesentlichen Punkten auch nach der eingetretenen Abnahme der Gesamtsterblichkeit eingehalten bleibt.

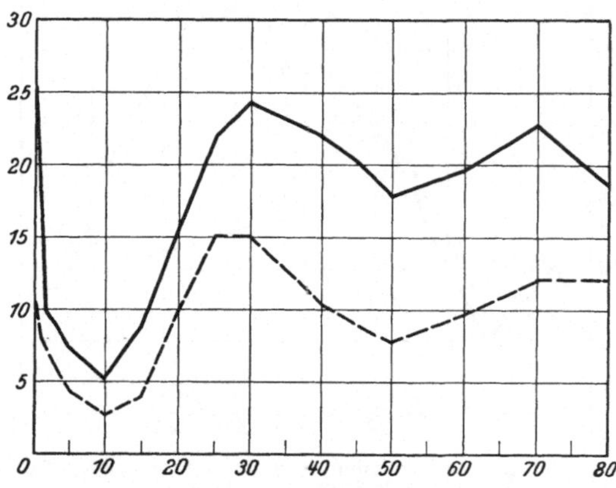

Abb. 12. Sterblichkeit der Frauen an Tuberkulose auf 1000 Lebende in Preußen. 1906 ausgezogene Kurve. 1926 gestrichelte Kurve.

Tabelle 35.

Jahre	Von 100 Lebenden standen im Alter %		Die Absterbeordnung für Tuberkulose ergibt auf 1000 Geborene in % m.		w.		Von 100 an Tuberkulose Gestorbenen standen im Alter von % m.		w.		Zusammen %	
0—1	3,2		3,2		3,7		3,3		3,7		3,4	
1—5	9,4	32,1	7,0	10,5	2,4	16,0	7,1	10,75	9,3	16	7,96	12,73
5—15	22,7		3,5		6,6		3,65		6,7		4,77	
15—25	18,4		11,2		16,4		11,4		16,4		13,39	
25—45	26,4	60,5	34,3	78,6	33,1	69,4	34,5	78,12	33,1	69,5	33,76	74,25
45—65	15,7		33,1		23,0		32,3		20,0		27,10	
über 65	5,2		7,6		10,9		7,7		10,7		9,11	
	100,0						99,9		99,9		99,9	

Wenn wir überhaupt von der Tuberkulose als einem epidemiologischen Problem sprechen, so ist somit der *Hauptnachdruck* auf dieses *Lebensalter von 15—55 Jahren* zu legen, aus dem die Krankheit nicht nur ihre Hauptopfer verlangt, sondern auch die Hauptquellen ihrer Weiterverbreitung findet. Auch *wirtschaftlich* kommt der Erkrankung dieses Lebensalters die Hauptbedeutung zu, wie die Berechnung von FREUDENBERG lehrt, die zur Ergänzung der Tabelle 3 in Tabelle 37 als Maßstab für die wirtschaftlichen Kosten der Krankheit hier eingefügt werden soll.

Tabelle 36. *Tuberkulosesterblichkeit in Preußen 1910 auf den Durchschnitt der Gesamtsterblichkeit = 100 (Indexberechnung):*

Alter	Nach Alter und Geschlecht männlich	weiblich	zusammen
0—1	151	122	131
1—2	105	92	99
2—3	66	57	61
3—5	38	40	39
5—10	25	31	28
10—15	26	45	36
15—20	78	97	87
20—25	134	135	134,5
25—30	119	134	126
30—40	129	138	134
40—50	160	108	134
50—60	202	110	156
60—70	186	122	154
70 u. mehr	104	106	114
Zusammen	104	96	100

Tabelle 37. *Geldwert in Mark der durch die einzelnen Todesursachen vernichteten Leben einer Generation von 1000 Geburten im Todesalter von*

Alter	An allen Krankheiten	Tuberkulose	Anteil der Tuberkulose an der Gesamtsterblichkeit %	Anteil des Lebensalters an den Kosten der Tuberkulose-Sterblichkeit %		Anteil des Lebensalters an der Sterblichkeit an allen Krankheiten außer Tuberkulose %	
			a) Knaben.				
0—1	92 097	1 931	2,1	0,08		1,2	
1—5	225 216	33 681	15,0	1,4		2,3	
5—15	442 884	74 748	17,0	3,2		4,7	
15—25	841 888	395 377	47,0	17,0	83%	5,5	51,3
25—35	1 090 262	519 458	48,0	22,0		8,3	
35—45	1 664 468	558 275	33,0	23,6		14,1	
45—55	2 310 282	478 101	21,0	20,4		23,4	
55—65	2 363 555	247 377	10,5	10,4		27,3	
65—75	1 059 214	43 761	4,5	1,8		13,0	
zusammen	10 089 866	2 352 709	23,0	100,0			
			b) Mädchen.				
0—1	60 722	1 295	2,1	0,09		1,1	
1—5	178 755	26 044	15,0	2,0		2,7	
5—15	371 059	83 272	22,0	6,1		5,1	
15—25	714 429	336 761	47,0	25,1	82,77	6,7	49,7
25—35	920 331	371 738	40,0	27,8		10,1	
35—45	967 805	238 015	24,6	17,7		13,7	
45—55	1 195 508	149 511	13,0	11,1		19,2	
55—65	1 404 862	99 927	7,0	7,4		24,7	
65—75	919 941	31 238	3,4	2,3		16,3	
zusammen	6 732 962	1 337801	19,8	100		100	

In Tabelle 37 habe ich zuerst für die Geschlechter getrennt die von FREUDENBERG errechneten absoluten Zahlen des Geldwerts in Mark für je 1000 gleichzeitig Geborene wiedergegeben. Ich habe dann den Anteil des Wertes der Tuberkulose an der Gesamtsterblichkeit berechnet. Es ergibt sich, daß insgesamt der Anteil der Tuberkulose an dem Geldwert der vernichteten Leben für alle Altersklassen 23% bzw. 20% beträgt, im Alter von 15—55 Jahren aber über 45%. Das deckt sich ziemlich genau mit der Berechnung des Anteils der Tuberkulosetodesfälle an der Gesamtheit aller Sterbefälle. In den letzten zwei Säulen habe ich den Anteil der einzelnen Lebensalter an den Geldwerten bei Tuberkulose und bei allen Krankheiten nach Abzug der Tuberkulose gegenübergestellt. Auf die Geldwerte kommen bei Tuberkulose im Alter von 15 bis 55 Jahren 82%, bei den Todesfällen an anderen Krankheiten nur 50%. Auch hier eine Bestätigung der überragenden Bedeutung des Erwerbsalters. In diesem Alter beginnt dann auch das *Hauptproblem der Epidemiologie der Tuberkulose.* Auch TELEKY in seiner Statistik der Tuberkulose gibt fast dieselben Zahlen für die Sterblichkeit an. Er sagt, daß weitaus die Mehrzahl aller Tuberkulosefälle (76% bei Männern, 66% bei Frauen) und noch mehr der Todesfälle an Lungentuberkulose (85% bei Männern, 76% bei Frauen) in das Alter nach der Geschlechtsreife fallen. Ebenso äußerte sich soeben BERGHAUS: *„Jenseits des 13. Lebensjahres beginnt erst die eigentliche Tuberkulosetragödie des Menschen trotz vieler glücklich überstandener spezifischer Schübe, trotz hochgradiger natürlicher Immunität, trotz denkbar größter Durchseuchung.“*

Schon nach sehr alten klinischen Auffassungen verläuft kein Fall der Tuberkulose gleich einem anderen. Es gibt überhaupt keine einzige endemisch auftretende Krankheit, die eine so ausgesprochene Neigung zur *Variation* zeigt. *Das epidemiologische Problem der Tuberkulose der Erwachsenen ist ohne das Problem der Variation nicht recht verständlich.*

Deshalb bedarf es einiger Bemerkungen über das Variationsproblem selbst, das für die Tuberkulose eine etwas andere erweiterte Betrachtung verlangt, als dies sonst bei der Erörterung dieser viel behandelten Frage der Fall ist.

Die Variationslehre hat auf zwei Gebieten der medizinischen Forschung eine außerordentlich große Bedeutung erlangt, in der Konstitutionsforschung und in der Erblichkeitslehre. Seitdem RAUTMANN auf die FECHNERsche Kollektivmaßlehre zurückgriff und seit nach seinem Vorgehen die Methodik Eingang in die Konstitutionsforschung und in die Lehre vom Wachstum gefunden hat, sind die Methoden der Berechnung der Fehlergrößen und der Streuung um den Mittelwert sogar in die kleineren Lehrbücher der medizinischen Statistik von PRINZING und KISSKALT übergegangen und ihre Anwendung ist für die Einzelforschung außerordentlich wichtig geworden. Es bedarf also hier nicht der Wiedergabe der rechnerischen Methoden. Der Sinn dieser Lehre von der Variabilität bei jedem lebendigen Geschehen ist der, daß selbst nach vollkommenem Ausschalten aller größeren Unterschiede in der Entwicklung von Massenvorgängen der Zufall durch Einwirkung kleinerer, auch oft entgegengesetzt gerichteter Vorgänge es verhindert, daß jedesmal der Mittelwert erreicht wird; vielmehr ergeben sich eine Reihe von Abweichungen von diesem Mittelwert, die um so geringer an Zahl sind, je größer der Abstand von der Mitte wird. Bei typischen Zufallsgeschehen folgt diese Streuung der von QUETELET für diese Fragen herangezogenen GAUSSschen Binomialkurve; wenn das zufällige Geschehen von zwei oder mehr Kräften beeinflußt wird, so können sich auch mehrere Maxima der Kurve ergeben; ebenso ist in der Wirklichkeit in sehr vielen Fällen die Kurve nicht symmetrisch, wobei das Nähere bei JOHANNSEN eingehend dargestellt ist. Die Extreme sind die Parallele zur Horizontalachse und die Senkrechte über der Mitte. Die Kurven können demnach steiler und zusammengedrängter und damit, je nach den Umständen, gestreckter und flacher verlaufen. Bekanntlich hat GALTON diese Vorgänge auch experimentell zur Erscheinung gebracht. Er konstruierte ein Brett, das mit in Parallelreihen gestellten Nadeln, in regelmäßigen bestimmten Abschnitten so versehen war, daß die einzelnen einander folgenden Reihen der Nadeln nicht untereinander an dem Brett angebracht waren, sondern daß die Nadeln der nächsten Reihe immer in der Mitte derjenigen der höheren standen. Das Brett hatte vom Ausgangspunkt bis zum Ende eine gewisse Neigung. Wenn nun von der Mitte des Kopfendes gleich große Kugeln mit gleicher Kraft ins Rollen gebracht werden, so bewirkt der Zufall kleine Abweichungen beim Anstoß der Kugeln an den Nadeln mit der schließlichen Wirkung, daß eine bestimmte Zahl Kugeln in das Mittelfeld der am Ende des Brettes angebrachten Fächer rollen, während eine Anzahl Kugeln in die der Mitte entfernteren Fächer fallen, und zwar um so spärlicher, je größer die Entfernung von der Mitte ist. Das Ergebnis aller Variationen nach der Binomialformel kann auch linear zur Darstellung gebracht werden, nämlich nach der Methode der Quartile. Das GALTONsche Modell beweist aber doch, daß es sich um das Endergebnis eines *Bewegungsvorganges* gehandelt hat, der in diesem Falle durch die Neigung des Brettes ausgelöst wurde. Nun ist es klar, daß bei den gestellten Versuchsbedingungen an der Verteilung der Kugeln in ihrem Abstand von der Mitte sich an dem Ergebnis nichts ändert und nichts ändern kann, gleichviel ob der Neigungswinkel ein größerer oder kleinerer ist. Fallhöhe und Kraft der Bewegung beeinflussen nicht das Ergebnis der Zufallswirkung, die Dimensionen des Brettes können nur an dem Abstand der zur Ruhe gekommenen Kugeln, nicht aber an ihrer Verteilung etwas ändern. Wie KISSKALT zeigte, spielt die Variabilität auch bei der Infektion eine Rolle. Bei mittlerer Infektionskraft verteilt sich die Zahl der Erkrankenden im Tierversuch nach der QUETELETschen Kurve, der graphischen Wiedergabe der Binomialquotienten, wobei die mittleren Werte die häufigsten, die Zahl der geringer oder stärker disponierten Tiere um so geringer, je größer die Abweichung vom mittleren Wert der verabreichten Infektionsmenge. Man kann aber den GALTONschen Versuch im Sinne einer Dynamik etwas erweitern. Setzt man nämlich voraus, daß im Anfang der Bewegung es sich um eine einheitliche Masse handelt, die sich von Nadelreihe zu Nadelreihe in einzelne gleiche Teile zerspaltet, und daß beispielsweise diese Zerlegung im Verhältnis der Faktoren von zwei geschieht, so daß aus der Masse bei der ersten Nadelreihe zwei halbgroße Kugeln dann 4, 8, 16, entstehen, so ahmen wir ein Verhältnis nach, das sich sowohl in der Erblichkeitslehre, wo die Neuerstehenden in Generationen sich vermehren, wie bei einer Epidemie, die durch Ansteckung von Gruppe zu Gruppe in geometrischer Reihe zunimmt, in der Tat findet. Auch hier wird bei der Voraussetzung ganz *gleicher* Bedingungen in der Zerfallsgröße am Endergebnis der GAUSSschen Binomialkurve noch nichts geändert. Wohl aber tritt das ein, sobald der Zerfall in Einzelteile nicht mehr im gleichen Größenverhältnis geschieht, sondern in ungleichen Massen. Dann spielt eine Reihe mechanischer Momente eine Rolle, wie die Größe der Zerfallsteile, die Fallgeschwindigkeit, also der Neigungswinkel der schiefen Ebene, vor allem aber die ungleiche Wirkung der sich beim Fall abstoßenden Kräfte im unvermeidbaren Zusammenstoß der einzelnen Teilkörper. Der größere Körper wird bei einem solchen Zusammenstoß von der Mitte weniger weit abgelenkt als der kleinere, und zwar im umgekehrten Verhältnis zur Masse der einzelnen Teile. Bei einem frischen Bergsturz, der durch die Talebene zum Abschluß gelangt, kann man in der Tat beobachten, daß in der Mitte nicht nur die größere Zahl der Steine sich befindet, und daß sie um so spärlicher werden, je weiter sie sich von der Mitte entfernen; man sieht vielmehr auch weiter, daß gerade die größeren Felsblöcke sich in der Mitte ansammeln und ihre *Größe* mit der Abweichung von der Mitte ebenso wie ihre *Zahl* abnimmt. Ein weiteres mechanisches Beispiel, das dem in der Epidemiologie wichtigen Vorgang der Zunahme der Beteiligten durch die Kraft der Übertragung gerecht wird, ist der Lawinenfall. Hier ist, wo mechanische Momente neben den Gesetzen des Zufalls wirken, die Größe des Neigungswinkel und die Fallhöhe von Einfluß auf das Endergebnis, was vorher nicht zutraf. Es liegt daher nahe, expost zu schließen, daß vor vielen anderen Faktoren die *Größe* der Streuung und die Verteilung der Massen zugleich ein Maß für die *Dauer,* und die Vielfältigung der Auseinandersetzungen sein kann. Man wäre dann berechtigt, eine große Variabilität aller Faktoren in Menge und Größe, wie sie sich z. B. für die Tuberkulose herausgestellt hat, auch als das Zeichen einer *langen* und komplizierten Auseinandersetzung unter den sich vermehrenden Geschlechtern, als das Zeichen einer längeren Symbiose, aber auch einer Vielheit der auf die Variation einwirkenden Faktoren anzusehen, während umgekehrt die Gleichmäßigkeit in der Form und der Schwere des Auftretens einer seuchenhaften Erkrankung als der Ausdruck einer noch nicht erfolgten Anpassung und einfacherer Verhältnisse gedacht werden könnte.

Diese Folgerung gilt natürlich nicht ohne Ausnahme angesichts der Verflechtung der Entstehungsursachen. Gerade bei manchen akuten seuchenhaften Erkrankungen, namentlich des Kindesalters, die seit Jahrtausenden mit dem Menschengeschlecht symbiotisch verbunden sind, zeigt sich auch heute noch eine gewisse Gleichmäßigkeit in Erscheinungsform und Ausgang. Hier findet aber die Anpassung in anderen Zahlenzusammenhängen ihren Ausdruck. Wohl aber trifft dies bei dem Auftreten der Tuberkulose und Syphilis in einem bisher von ihr verschont gebliebenen Bevölkerungskreise zu, wie z. B., wenn ein ganzer Bevölkerungsstamm plötzlich unter andere klimatische Lebensbedingungen versetzt wird, oder wenn die Seuche von außen eingeschleppt wird. Beispiele für die Tuberkulose hat ihr Auftreten bei Kriegsgefangenen geliefert, bei der Syphilis die Einschleppung in bisher verschont gebliebene Länder.

Kompliziert aber wird weiter die Frage durch den Faktor der erblichen Übertragung einer mehr oder weniger starken Hinfälligkeit oder Resistenz für eine bestimmte Krankheit. Es genügt dann nicht mehr die Variationsformel. Hier müssen genau wie bei der Rechnung nach den MENDELschen Regeln zur genannten Variabilitätsformel noch weitere Formeln anderer Art herangezogen werden, die bei JOHANNSEN eingehend entwickelt sind. Aber sie verändern die üblichen Variationsformeln nicht wesentlich. Denn die Formel von JOHANNSEN für die Verbreitung nach der Anzahl verschiedener (m) Dominanten 2 n lautet $(3 + 1)^n$, während die Formel für die einfache Variation (2^n) ist. Freilich ist heute der Zeitpunkt noch nicht gekommen, um aus der Erblichkeitslehre auch den Begriff des Letalfaktors in die Epidemiologie der Tuberkulose zu übernehmen. Es wäre allerdings verlockend, mit diesem Begriff bei dem Problem der Auslese und der Anpassung an Seuchen zu arbeiten.

Die erste Form der Streuung, die bei der Tuberkulose auffällt, ist die schon behandelte Streuung um die *Altersklassen.* Weiter aber variiert die Tuberkulose in allen Phasen ihres Verlaufs insgesamt und noch mehr, wenn man in der Teilung des Materials nach Geschlecht, Beruf, wirtschaftlicher Lage, Konstitution Gruppen bildet und sie einander gegenüberstellt. Die Wirkung dieser einzelnen ursächlichen Einflüsse macht sich rechnerisch zunächst in dem Einfluß auf Tod oder Stillstand oder Genesung geltend, weiter rechnerisch erfaßbar ist die Streuung um die *Dauer* der Krankheit.

Über die *Dauer* der Lungenschwindsucht liegt ein überaus umfassendes Material vor. Die Frage ist mit mehr oder weniger zuverlässigen Methoden immer wieder in Angriff genommen worden, und meistens war das Ziel dieser Untersuchungen dasjenige, das der Variationsrechnung schon vorgreift, nämlich die Feststellung der mittleren und weiter überraschend häufig die Berechnung des Wertes der *wahrscheinlichen* Lebensdauer, d. h. des Zeitpunktes, zu dem von 100 Erkrankten die Hälfte durch Tod ausscheidet. Einen großen Teil des hier vorliegenden Materials hat mit kritischer Bewertung seiner Zuverlässigkeit TELEKY im Handbuch der Sozialhygiene, Bd. 3 und in seinem Aufsatz über die Statistik der Tuberkulose zusammengefaßt. Für eine Beurteilung der Variabilität in der Dauer der Krankheit kommen aber nur solche Untersuchungen in Betracht, die an einer bestimmten Anzahl Erkrankter Jahr für Jahr der Krankheitsdauer die Zahl der durch Tod Ausgeschiedenen angeben. Dieser Aufgabe genügen von den von TELEKY angeführten Untersuchungen eigentlich nur die Arbeit von STADLER und die Arbeit von HOLST, NIKOLAISEN und USTVEDT, Untersuchungen über die Lebensdauer der Schwindsüchtigen in Norwegen. In dieser Arbeit werden sämtliche größeren Untersuchungen über diese Frage auch aus älterer Zeit zusammengestellt, darunter die Arbeit von HEIBERG aus dem Jahre 1902 mit 1000 Todesfällen. In der medizinischen Statistik von OESTERLEN habe ich über dieselbe Frage eine auch in der Form brauchbare Statistik aus einem Zahlenmaterial, das um das Jahr 1850 liegt, gefunden. In der Abb. 13 habe ich das Ergebnis der Berechnungen von OESTERLEN und von HOLST und Mitarbeitern graphisch dargestellt. Zu dieser Kurve ist zu bemerken, daß natürlich bei einem Material aus dem Jahre 1850 der Anfang der Krankheit ganz anders bewertet worden sein muß als bei den ein halbes Jahrhundert später vorgenommenen Untersuchungen. Die Diagnose erstreckte sich damals nur auf Fälle, die in einem Stadium zur Kenntnis kamen, das wir heute zu den weit fortgeschrittenen rechnen, während später dank des Fortschreitens der Diagnostik außerordentlich viel mehr Frühformen miteinbezogen sein mußten. Daraus ist als selbstverständlich zu folgern, daß der Höhepunkt der Kurve bei den späteren Feststellungen um viele Monate, wenn nicht um 1—2 Jahre hinausgeschoben wird. Trotzdem läßt sich aus der Abb. 13 vieles ableiten. Es handelt sich um eine *asymmetrische Variationskurve* mit steilem Linksaufstieg und ebenso steilem Abfall, dessen letzter Abschnitt dann sehr langsam der Horizontalen sich annähert. Die Abb. 13 bestätigt auch, was sämtliche anderen Berechnungen in anderer Form für den Verlauf der Tuberkulose der Erwachsenen

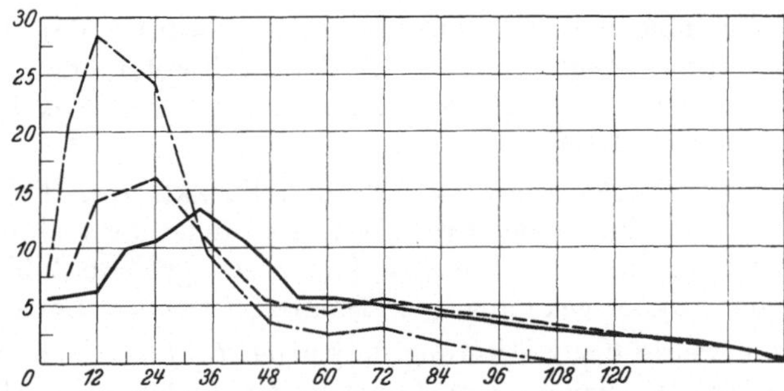

Abb. 13. Strichpunktierte Linie: Absterbeordnung um 1850. Ausgezogene Linie: Absterbeordnung um 1912 m. Strichlinie: Absterbeordnung 1912 w.

fast regelmäßig ergeben haben. Die Zahl der Todesopfer drängt sich auf einen kurzen Zeitraum zusammen, der in der OESTERLENschen Kurve schon mit 12—24 Monaten eintritt, während in späteren Berechnungen der Dauer der Krankheit bis zum Tode fast übereinstimmend der Höhepunkt der Sterbefälle mit 3—3$^1/_2$—4 Jahren als erreicht angegeben wird. Bis zu diesem Grenzpunkt stirbt annähernd etwas über die Hälfte aller derjenigen Krankheitsfälle, bei denen eine fortschreitende Tuberkulose mit dem Charakter der sog. offenen Form diagnostiziert werden konnte. Die nächsten Jahre holen nach eine verhältnismäßig geringe Zahl von Fällen nach, deren Höhe um so geringer wird, je länger der Zeitraum seit Beginn der Erkrankung ist; immerhin wird die Zahl von etwa 70% Todesopfern kaum überschritten, und die übrigen können nach Überwindung dieses Zeitraumes im allgemeinen mit Stillstand oder Genesung rechnen. Dabei soll die Heilstättenstatistik absichtlich nicht einmal herangezogen werden, weil ja die Insassen der Heilstätten in der Auswahl ganz bestimmten Gesichtspunkten unterworfen worden sind. Aber wenn auch die Variationsbreiten hier etwas andere sind, der Gang der asymmetrischen Kurve mit dem Höhepunkt des Absterbens von etwas mehr als der Hälfte in den ersten 3—4 Jahren wird ebenfalls auch bei dieser Gruppe beibehalten.

Immer wieder in der heutigen Literatur findet sich ja die Angabe, daß die Hälfte oder etwas mehr der klinisch als mit offener Tuberkulose Erkrankten innerhalb verhältnismäßig weniger Jahre abstirbt, während die diesen Scheitelpunkt der Kurve Überlebenden dann eine außerordentlich geringere und über mehr als den doppelten Zeitraum hingezogene Sterblichkeit zeigen. Interessant ist, daß der Charakter der stark asymmetrischen Absterbekurven auch unter ganz anderen Verhältnissen eingehalten wird. So berichten z. B. HARMS und GRÜNEWALD über 800 Pneumothoraxfälle während einer Behandlungszeit von 18 Jahren. Die mit Bestimmtheit vorauszusetzende sehr verschiedene Dauer der Erkrankung vor Einleitung des Eingriffs ist, weil nicht erforderlich, nicht angegeben, wohl aber die sehr verschiedenen und prognostisch ungleichen Indikationen. Von 606 Fällen, die für die Statistik in Betracht kamen, starben 283 $= 47\%$ und zwar im

1. Jahr	165	6. Jahr	5
2. „	50	7. „	4
3. „	34	9. „	3
4. „	13	10. „	1
5. „	8		

Dieselbe Feststellung macht TELEKY in seiner Statistik der Tuberkulose. „In den ersten Jahren steigt die Zahl der Tuberkulosesterbefälle rasch; sind aber ungefähr zwei Drittel der Kranken gestorben, so zeigt das letzte Drittel nur ein sehr langsames Absterben".

Zu ganz ähnlichen Zahlen wie BRÄUNING und TELEKY über die hohe Sterblichkeit der Lungentuberkulose der Erwachsenen während der ersten 3—4 Jahre nach ihrer Feststellung sind in den letzten Jahren eine größere Zahl von Ärzten ganz verschiedener Länder gekommen, so BARNES, PRINGLE, LOBSAJEVIC u. a.

Es bedarf nun weiter der Erörterung derjenigen *Einflüsse* und ihrer *quantitativen Wirkung,* die für die einzelnen Gruppen der Bevölkerung als Ursachen eines besonderen Verhaltens der von ihnen Betroffenen in bezug auf das Ergriffenwerden von Tuberkulose, auf Verlauf und Ausgang stets herangezogen werden. Man kann diese Faktoren in zwei durchaus verschiedenwertige Abteilungen trennen. Zu der ersten gehören die Faktoren der *erblich* überkommenen oder der *erworbenen Anlagen,* der sog. *Konstitution,* zu den zweiten die Einflüsse der Umwelt. Man kann also auch hier *genotypische* und *phänotypische* Einwirkungen trennen und muß sie sogar auseinanderhalten. — Was die *erste* Abteilung betrifft, die *erblich überkommene* oder die *erworbene Konstitution,* so ist man schon längst zu der Erkenntnis gekommen, daß, obgleich Fälle von kongenitaler Tuberkulose durch Infektion vor der Geburt von der Mutter aus sicher vorkommen, ihre Zahl außerordentlich gering ist, und sie aus der Frage der konstitutionellen Bewertung überhaupt ausscheiden. Epidemiologisch haben sie außerdem, weil sie rasch mit dem Tode enden, auch nicht die geringste Bedeutung. Dagegen beweist die Lebensversicherungsmedizin, wie sie namentlich durch die Untersuchungen von WESTERGAARD an Kopenhagener Material und von der Gothaer Lebensversicherung aufgestellt sind, daß eine erbliche Belastung in der Anamnese durch das Vorkommen von Tuberkulosetodesfällen bei den nächsten Vorfahren eine ungünstigere Prognose gegenüber der Gefahr, später zu erkranken, bedeutet. Man muß diese Feststellung von den Untersuchungen von WEINBERG und BRÄUNING über die Sterblichkeit der Kinder Tuberkulöser auseinanderhalten. Denn in den beiden letzten Untersuchungen schließt die Berechnung mit dem erreichten 20. Lebensjahr ab.

Von den Versicherten hat der größere Teil ein höheres Lebensalter und wird einer ärztlichen Auslese unterworfen, wobei die als klinisch tuberkulös Befundenen von vornherein ausgeschlossen sind. Deshalb kommt den folgenden Tabellen 38—40 eine besondere Bedeutung zu, die sich ja auch in der privaten Lebensversicherung bezahlt gemacht hat.

Es starben von den 1829—1878 bei der Gothaer Bank Versicherten an Tuberkulose:

Tabelle 38.

Mit tuberkulöser Familiengeschichte	Ohne tuberkulöse Familiengeschichte
23,7 %	11,63 %

Von 100 Todesfällen der Washington Life Insurance Comp. kamen auf Tuberkulose:

Tabelle 39.

Bei Personen mit	Bei erblicher Belastung	Ohne erbliche Belastung
übernormalem Gewicht . .	6	5
normalem Gewicht	27	16
unternormalem Gewicht . .	48	24
Zusammen	28	15

Aus der Versicherung Dänemarks berechnet WESTERGAARD für Versicherte mit erblicher Belastung von Tuberkulose:

Tabelle 40.

Erfahrung	Berechnung	Erfahrung	Berechnung
Von Anfang der Versicherung		Nach Ausschluß der 5 ersten Versicherungsjahre	
36	20,51	29	13,03

Die Versicherungsmedizin hat sich aber mit dieser Feststellung nicht begnügt, sondern sie hat am *Körper* selbst Merkmale für die größere Gefahr, tuberkulös zu werden, gesucht und gefunden, und zwar gelten als solche Merkmale Mißverhältnisse in den Beziehungen von Körperlänge und Körperumfang. Die moderne Lebensversicherungsmedizin hat sich ja bewußt von der früheren klinischen Diagnostik freizumachen versucht, die lediglich die beginnende oder eingetretene Erkrankung festzustellen in der Lage war und sich mit dieser individuellen Aufgabe auch begnügen durfte, während die Lebensversicherungsmedizin um *Prognosen auf lange Sicht* an der Hand körperlicher Merkmale beim Gesunden aufzufinden sich bemühen mußte. Dafür ist ihr heute die Epidemiologie der Tuberkulose zu Dank verpflichtet. Aus dem Material mehrerer Versicherungsgesellschaften haben GOTTSTEIN und FLORSCHÜTZ unabhängig voneinander festgestellt, daß diejenigen Versicherten, die bei der Aufnahme noch gesund befunden wurden, die aber im Verhältnis von Körperlänge und

Leibesumfang ein bestimmtes Größenmaß durch Überwiegen der Länge aufwiesen, einer Gruppe Versicherter angehörten, die in der Massenzählung später *eine größere Sterblichkeit an Tuberkulose* aufwiesen, unabhängig von der Dauer der Versicherung, der Körperlänge an sich und vom Lebensalter. So nachdrücklich dieser Hinweis auf ein konstitutionelles Stigma war, das das Entstehen der Tuberkulose begünstigte, so fand er in der Klinik nicht diejenige Berücksichtigung, die ihm gebührte, aber das wird wohl jetzt anders werden. Seit jüngst KRETSCHMER seine interessanten Untersuchungen über die Zusammenhänge einer bestimmten Körperkonstitution mit späteren seelischen Erkrankungen aufgestellt hat, haben seine Feststellungen weitgehenden Anklang gefunden, sie sind modern geworden und sind auf die allerverschiedensten Krankheiten ausgedehnt worden. Heute ist es nichts Fremdartiges mehr, wenn man dem pyknischen Charakter die Anwartschaft von bestimmten Krankheiten häufiger befallen zu werden, und dem Leptosomen die Anwartschaft auf andere Erkrankungen zubilligt. Diejenigen Typen, denen eine größere Anwartschaft tuberkulös zu werden, zukommt, decken sich nun mit den Leptosomen KRETSCHMERs, und die günstiger Gestellten gehören zur Gruppe der Pykniker.

Wegen der Bedeutung dieser Frage seien die wichtigsten älteren Tabellen hier wiedergegeben.

Aus einem nicht genügend großen Material einer privaten Lebensversicherungsgesellschaft gewann ich folgende Tabellen an solchen Versicherten, die bei der Aufnahmeuntersuchung gesund und frei von Tuberkulose gefunden waren und bei denen ich die Todesfälle mehrerer aufeinanderfolgender Jahre in Gegenüberstellung von Tuberkulose und Nichttuberkulose als Todesursachen nach mehreren Gesichtspunkten zerlegte.

Tabelle 41. *Brustumfang: Körpergröße nach Altersklassen.*

Lebensalter beim Tode	20–30 Jahre	31–40 Jahre	41–50 Jahre	Alle Alter
Tuberkulöse . . .	51,8	52,2	54,0	52,3
Nichttuberkulöse . .	53,0	55,5	55,7	54,9

Tabelle 42. *Brustumfang: Körpergröße nach der Größe.*

Körperlänge	151–160 cm	161–170	171–180	181–190
Tuberkulöse . . .	53,2	52,5	51,6	50,8
Nichttuberkulöse .	57,1	55,1	54,5	53,4

Tabelle 43. *Brustumfang: Körpergröße bei Tuberkulösen nach der Zeit der Versicherungsdauer.*

Versicherungsdauer			Versicherungsdauer		
0–1 Jahr	52,4	0–4: 51,9	6–7 Jahre	53,6	6–10: 52,6
1–2 Jahre	53,1		7–8 „	53,2	
2–3 „	51,5		8–9 „	52,4	
3–4 „	51,2		9–10 „	50,5	
4–5 „	51,8		10–15 „	52,6	
5–6 „	51,7		15–20 „	52,3	

Tabelle 44. *Einteilung nach der Körpergröße.*

Von je 1000 gestorbenen Männern sind groß	150–160 cm	161–170	171–180	181–190
A. Nichttuberkulöse (444) . . .	9,1%	54,9%	32,8%	3,2%
B. Tuberkulöse Versicherte (103)	6,8%	47,2%	44,1%	1,9%
C. Tuberkulöse (101) Kranke einer süddtsch. Privatheilanstalt .	2,9%	35,9%	43,6%	17,6%

An dem viel größeren Material der Gothaer Lebensversicherungsbank untersuchte G. FLORSCHÜTZ die gleiche Frage und teilte die Ergebnisse auf dem IV. internationalen Kongreß für Versicherungsmedizin, Berlin 1906, und in seiner Allgemeinen Lebensversicherungsmedizin (Berlin 1914, Mittler) mit. Diesem Buch ist die folgende Tabelle entnommen:

Tabelle 45. *Vergleich zwischen den an Tuberkulose Gestorbenen und den Vergleichspersonen nach dem durchschnittlichen Höhen-, Brust- und Bauchmaß sowie nach dem durchschnittlichen Körpergewicht.*

Beitrittsalter Jahre	Durchschnittshöhe		Brust				Bauch		Gewicht	
	Vergleichsperson	Tbk.	eingeatmet Vergl.-person	Tbk.	ausgeatmet Vergl.-person	Tbk.	Vergleichsperson	Tbk.	Vergleichsperson	Tbk.
15—19	163,6	167,3	86,7	86,3	79,7	80,2	72,0	73,6	58,1	60,5
20—24	169,4	171,2	91,5	91,1	84,0	84,5	78,4	77,1	69,9	68,4
25—29	170,7	170,3	95,1	92,5	88,0	86,3	82,7	80,1	72,8	70,2
30—39	169,9	170,1	96,3	93,8	90,5	88,1	86,6	82,7	75,3	72,2
40 u. mehr	169,5	169,6	97,8	94,2	92,1	88,8	91,6	84,8	79,4	73,5
Alle Alter	169,8	170,0	95,8	93,1	89,5	87,2	85,9	81,7	74,6	71,0

Es zeigte sich auch, daß die Höhe mit Ausnahme der jugendlichen Alter 15 bis 19 bei den Vergleichsgruppen fast gleich war, daß die Brustmaße der Tuberkulosefälle beträchtlich, am beträchtlichsten aber die Bauchmaße und Gewichte mit Ausnahme der Jugendlichen von 15—19 und 20—24 hinter denen der Vergleichspersonen zurückblieben und daß die Unterschiede um so beträchtlicher wurden, je höheren Altersklassen die Versicherten *bei ihrer Aufnahme* angehörten. FLORSCHÜTZ wendet sich dann scharf gegen die Deutung, daß diese Untermaße schon die Folge der *bereits bestehenden Krankheit* gewesen seien. Alle Versicherten hätten derselben Auslese unterlegen und nicht ein einziger sei versichert worden, der schon tuberkulös oder anbrüchig gewesen wäre. Andernfalls müßte ja eine Kurve nach der Dauer des Absterbens bemerkbar sein, die mit der Dauer der Versicherung absänke. Es sei aber, wie die folgende Tabelle lehre, vollkommen gleichgültig, wie viele Jahre zwischen Aufnahme und Tod lägen und konstant sei nur die Minderwertigkeit der Konstitutionsmaße, die also nicht *Folge* der tuberkulösen Erkrankung, *sondern mitwirkende Ursache* sei.

Tabelle 46. *Durchschnittliche Maße der an Tuberkulose gestorbenen Personen nach der Versicherungsdauer.*

Versicherungsjahr, in dem der Tod erfolgte	Durchschnittliches Beitrittsalter	Durchschnittliche Höhe	Brust		Bauch	Gewicht
			Einatmung	Ausatmung		
1—6 Jahre	34,8	169,5	92,9	87,0	81,7	71,1
7—11 „	34,8	170,5	94,0	88,0	83,0	72,4
12 u. mehr	36,0	170,0	93,9	88,5	83,0	73,5

Schließlich sei noch die Tabelle von SCHWIENING angeführt, der das Zählkartenmaterial der preußischen Armee für 4500 Lungentuberkulöse und 4700 nichttuberkulöse Soldaten verglich.

Tabelle 47.

	bis 155 %	155—160 %	160—165 %	165—170 %	170—175 %	175—180 %	über 180 %	
	Körpergröße.							
Nichttuberkulöse .	1,70	10,0	26,7	30,8	20,8	7,6	1,8	100
Tuberkulöse . .	0,59	6,3	20,8	34,0	26,3	9,3	2,6	100
	Verhältnis vom Brustumfang zur Körpergröße.							
Nichttuberkulöse	53,1	51,9	50,9	50,1	49,2	48,5	47,7	
Tuberkulöse . .	52,1	51,3	50,4	49,4	48,7	48,1	47,3	
	Von 100 Leuten haben einen Brustumfang von mehr als der halben Körpergröße.							
Nichttuberkulöse .	92,6	91,9	69,9	53,4	32,1	24,9	17,4	
Tuberkulöse . .	92,1	81,8	57,5	40,7	24,6	18,7	9,3	
	Der durchschnittliche Brustspielraum betrug:							
Nichttuberkulöse .	—	7,2	7,4	7,6	7,8	7,9	8,2	
Tuberkulöse . .	—	6,8	7,1	7,2	7,5	7,8	8,1	

Die Zahlen von SCHWIENING beweisen, daß unter den schon als tuberkulös Festgestellten ein größerer Prozentsatz von großer Körperlänge, relativ geringerem Brustumfang und geringerem Brustspielraum sich findet. Es braucht nicht erst betont zu werden, daß diese Feststellungen niemals für die Prognostik des *Einzelfalls* ausreichen, sondern nur, wie das in der Lebensversicherungsmedizin geschieht, zur Einreihung des einzelnen in die dem Befund entsprechende Gefahrenklasse.

Für die Gesamtheit der *phänotypischen* oder peristatischen Einflüsse auf die Tuberkulose der Erwachsenen gilt das Gemeinsame, daß wohl seit langen Zeiten durch umfassende Zahlenreihen für fast jede einzelne dieser Umwelteinwirkungen das Bestehen von positiven Korrelationen festgestellt ist. Dann aber beginnt erst die Hauptaufgabe, nämlich zu ermitteln, ob es sich um unmittelbare, ursächliche Zusammenhänge oder um eine *Kette* von Ursachen handelt. Eine zweite Schwierigkeit liegt in der Wertung der Ursachen, die sich ja nicht aus den Zahlenreihen ergibt, sondern die aus der Heranziehung der tatsächlichen Zusammenhänge in kritischer Durcharbeit ermittelt werden muß und hierbei darf der Wandel der ätiologischen Anschauungen nicht außer Betracht bleiben. Früher wurde der ursächliche Zusammenhang aus der rein kontagionistischen Auffassung heraus gedeutet, daß der kranke Mensch und die Übertragung des von ihm ausgehenden Ansteckungsstoffes die einzige und ausreichende Ursache der Erkrankung sei, und alle weiteren Zusammenhänge wurden von dieser vorgefaßten Meinung aus erklärt. Neuerdings tritt die Bewertung der Schwankungen in der Höhe der Resistenz des bedrohten Organismus scharf in den Vordergrund durch die erstarkte Konstitutionslehre. Aber natürlich werden beide Faktoren in gegenseitiger Verkettung für die Deutung mit heranzuziehen sein, und schließlich ist stets zu beachten, daß niemals ein einziger Faktor aus dem Zusammenhang herausgerissen allein untersucht werden darf; oder wie jüngst ein Botaniker sich ausdrückte, man müsse von der Untersuchung der einzelnen Töne zur Untersuchung der gesamten Melodie übergehen. — Die Gruppe der phänotypischen Einwirkungen kann man in *natürliche* und *gesellschaftliche* trennen. Zu den natürlichen gehören *Klima* und *geographische Lage*. Auch hier ergeben die Tabellen und die epidemiologischen Aufzeichnungen durchgreifende Unterschiede, die aber in auffallender Entwicklung im Laufe der Jahrzehnte mit der Zunahme von Verkehr und gesellschaftlichen Beziehungen immer mehr zum Ausgleich gelangten. Die folgenden 2 Tabellen, welche das Vorkommen der Tuberkulose nach der Höhenlage in der Schweiz dartun, mögen als Beispiel dienen.

Tabelle 48. *Todesfälle in der Schweiz auf 10000 Lebende:*

Höhenlage	1904—1908	1906—1910	Höhenlage	1904—1908	1906—1910
200—400	29,3	27,5	900—1200	24,2	22,5
400—700	27,2	23,6	über 1200	22,9	22,1
700—900	24,9	23,7			

Tabelle 49. *1865—1869 auf 10000 Lebende:*

In einer Höhe von	in industriellen Verhältnissen	in gemischten Verhältnissen	in landwirtschaftlichen Verhältnissen
200— 500	27,0	18,5	14,0
500— 700	30,0	15,5	12,0
700— 900	13,5	17,0	7,0
900—1100	15,0	19,0	7,0
1100—1300	23,0	23,0	7,0
1300—1500		14,0	6,0
über 1500		13,0	7,0

Die bestehenden starken Unterschiede in kultivierten und unkultivierten Ländern sind zahlenmäßig wegen der ungenügenden statistischen Unterlagen bei letzteren nicht sicher zu belegen. Vor etwa 70 Jahren waren aber selbst in kulturell hochstehenden Ländern wie Deutschland die Differenzen im Binnenklima und an der Seeküste zugunsten der letzteren nicht unerheblich. Die Deutung der Unterschiede ist hier verhältnismäßig einfach; da das Parasitenverhältnis zwischen Mensch und Tuberkelbacillus ein unmittelbares ohne Zwischenwirte ist, so geht man nicht fehl in der Annahme, daß mehr die gesellschaftlichen Beziehungen der Übertragungsgefahr als unmittelbare Einwirkungen von Klima, Temperatur usw. für die Unterschiede in der Infektionsgröße verantwortlich zu machen sind. In der Tat sprechen für die Schweizer Zahlen die ganz verschiedenen Formen der Lebensweise je nach der Höhenlage dafür, daß sie in größerem Umfange verantwortlich sind.

Daß dagegen der *Ausgang* durch Klima und Jahreszeiten mit bestimmt wird, ist eine Erscheinung, welche die Tuberkulose mit anderen Erkrankungen des Atmungsapparats gemeinsam hat.

Die ungleiche Sterblichkeit in den Kalendermonaten zeigt Tabelle 50. Sie ist natürlich eine Erscheinung des Absterbens.

Tabelle 50. *Von je 1200 Todesfällen fielen auf die einzelnen Monate:*

	Berlin 1910		Hamburg 1820–1870			Schweiz 1892–1900	
	Alle Krankheiten	Lungenschwindsucht	Alle Krankheiten	Krankheiten der Atmungsorgane	Lungenschwindsucht	Lungenschwindsucht männlich	Lungenschwindsucht weiblich
Januar	103	112	109	110	133	104	103
Februar	99	110	109	118	145	120	110
März	103	110	107	116	149	133	124
April	105	100	106	119	137	134	128
Mai	103	106	102	118	116	123	123
Juni	99	108	95	102	75	109	108
Juli	97	92	92	84	58	91	97
August	99	86	95	84	51	70	86
September	93	88	100	80	63	74	78
Oktober	92	90	92	83	73	72	76
November	100	96	92	89	95	77	81
Dezember	108	102	101	100	104	87	87

Die Tabelle zeigt, daß die Abhängigkeit von den Jahreszeiten, die sich auch bei der Gesamtsterblichkeit durch eine Wintersteigerung kennzeichnet, sich bei der Lungenschwindsucht ebenfalls vorfindet, ja daß hier die Erhebungen in den ersten Jahresmonaten sogar steiler sind und in Hamburg sogar über die Monatsschwankungen der Krankheiten der Atmungsorgane weit hinausgehen. Die Höchsterhebungen finden sich durchweg im Januar und März. Es ist daraus nur zu schließen, daß in unserem Klima die zweite Winterhälfte eine Häufung der Absterbebedingungen schafft; welche Ursachen im Spiel sind, ob gesteigerte Gelegenheit zu infektiösen, das Ende beschleunigenden Krankheiten, ob das Winterklima der Wohnungen, ob beides, das können die Zahlen nicht beantworten.

Eine zweite Tatsache, die aus natürlichen Gründen Unterschiede im Auftreten der Tuberkulose erweist, ist das verschiedene Verhalten von *Stadt* und *Land*. Wie schon ausgeführt, waren früher diese Unterschiede sehr erheblich. In der neuesten Zeit erfolgte da und dort eine stete Angleichung dadurch, daß die Übersterblichkeit in den Städten, und namentlich in den Großstädten, mit dem Absinken der Krankheit überhaupt steiler abnahm als auf dem Lande, so daß es — wenigstens in Deutschland gegenüber einer lange zurückliegenden Zeit — gegenwärtig zu einer gewissen Angleichung gekommen ist.

Eine Tabelle, welche die nackten Zahlen der Sterblichkeit in Stadt und Land für einen längeren Zeitraum als eines für viele Beispiele wiedergibt, und in der ich Jahr für Jahr das wechselnde prozentuale Verhältnis berechnet habe, sei hier angeführt (Tabelle 51). Die Wiedergabe verfolgt noch den besonderen Zweck an diesem Beispiel, wie übrigens für alle Tabellen dieses Abschnitts zur größten Vorsicht in bezug auf Schlüsse lediglich aus großen Zahlenreihen ohne genaue Kenntnisse der tatsächlichen Vorgänge in allen Einzelheiten nachdrücklichst zu raten.

Tabelle 51. *Preußens Sterblichkeit an Tuberkulose aus 10000 Lebende.*

	Stadt-gemeinden	Land-gemeinden	Verhältnis zu 100
1875	34,7	30,4	87,6
1876	35,8	28,4	79,9
1877	37,4	29,2	78,1
1878	38,2	29,6	77,4
1879	38,2	29,5	77,5
1880	35,5	28,64	80,0
1895	25,25	20,89	82,0
1905	20,59	15,97	77,5
1913	13,46	10,5	78,0
1914	13,78	10,71	77,7
1915	14,61	11,09	76,0
1916	15,81	12,01	75,9
1917	21,67	14,85	68,5
1918	24,62	16,54	67,2
1919	23,06	15,11	65,5
1924	11,96	8,75	73,5
1925	10,7	8,2	76,6
1927	11,03	7,8	70,7
1928	10,41	7,0	66,9

Nach dieser Tabelle betrug das Verhältnis 1895 noch 82%, um dann bis zu Kriegsbeginn langsam auf 76%, also zu Ungunsten der Städte zu sinken. In der ersten Hungerperiode und den ihr folgenden Jahren, in denen der Einfluß des Hungers auf die Sterblichkeit sich allmählich ausbreitete, ging das Verhältnis steil auf 65% zurück. Man hat das mit den besseren Ernährungsverhältnissen auf dem Lande begründet und das zum Teil sicher mit Recht. Aber auch die Binnenwanderungen wirkten stets mit. In den letzten Kriegsjahren waren auf dem Lande und in der Stadt von den Männern im Erwerbsalter nur die Siechen, darunter die Tuberkulösen zurückgeblieben. Sobald ein neues Munitionswerk in einer Stadt entstand, strömten aus der weiten Umgegend dorthin die allenfalls Arbeitstauglichen beider Geschlechter, um schließlich auch dort zu sterben. Die Veröff. RGA. für solche Städte zeigen, daß in ihnen plötzlich die Schwindsuchtssterblichkeit ungewöhnlich steil in die Höhe ging, manchmal auf das Vielfache, um in nahen Orten ohne solche Erwerbsmöglichkeiten ohne scheinbar greifbaren Grund ebenso stark abzusinken.

Jedoch ist auch hier wieder die Frage nicht einfach zu beantworten, weil außer den einfachen Verhältnissen und den durch sie hervorgerufenen verschiedenen Lebensweisen nicht weniger als drei andere im Lauf der Jahrzehnte variable Faktoren mitgesprochen haben, Wohnungsverhältnisse, wirtschaftliche Lage, Berufsverhältnisse, auf deren gesonderte Besprechung hingewiesen werden muß.

Eine englische Statistik für die Jahre 1900—1902 lautet:

Tabelle 52. *Sterblichkeit auf 10000 Männer an Lungentuberkulose.*

Alter	Industriebezirke	Landwirtschaftliche Bezirke	
		gewerblich tätig	landwirtschaftlich tätig
15—19	57	46	41
20—24	148	168	99
25—34	207	194	107
35—44	331	176	111
45—54	272	171	125
55—64	263	134	101

Demgegenüber gilt eine Statistik von KANTOROWIZ für England im Jahre 1927 in etwas anderer Fassung folgende Zahlen an, die eine Angleichung von Stadt und Land durch stärkere Abnahme in den Städten zu ergeben scheinen (Tab. 53).

Tabelle 53.
Sterblichkeit an Tuberkulose der Atmungsorgane auf 10 000 Männer 1927 in England.

Alle Altersklassen	England u. Wales	London	Marktflecken	Andere städt. Bezirke	Ländliche Bezirke	Alle städt. Bezirke
	84	107	103	74	79	91
0—5	16	12	21	15	10	17
5—15	9	7	11	8	7	9
15—25	85	111	97	82	58	92
25—35	124	132	140	110	113	126
35—45	153	197	185	133	106	165
45—55	166	232	221	136	88	186
55—65	123	179	169	101	65	140
65—75	82	152	99	70	51	94
über 75	38	75	52	23	33	41

Von den *gesellschaftlich* bedingten Einflüssen hat man im Schrifttum besonders 3 Faktoren herausgegriffen und eingehender behandelt. Sehr viel bearbeitet ist das Verhalten der Tuberkulosesterblichkeit nach der *Wohnungs*lage, und man hat die Wohnung deshalb herausgehoben, weil aus dem dichteren Zusammenleben eine außerordentlich gesteigerte Übertragungsgefahr hervorzugehen schien, und das wird wohl gewiß auch stark ins Gewicht fallen. Die meisten Statistiker haben nicht verhehlt, daß die Maßstäbe für günstigere oder ungünstigere Wohnungen durchaus nicht absolut zuverlässig sind, und man hat daher in den als beachtlich anzusehenden Statistiken die Zahl der Bewohner bald nach der Anzahl der Wohnungseinheiten bestimmt, bald hat man auch, was weniger sicher ist, das Verhältnis der Todesfälle an Tuberkulose nach der Zahl der Zimmer berechnet. Sehr bekannt sind die KAYSERLINGschen Zahlen für Berlin, nach denen von 100 Todesfällen 1905 an Tuberkulose sich 40,6 in Einzimmerwohnungen, 41,7 in Zweizimmerwohnungen, 11,3 in Dreizimmerwohnungen, 6,4 in Vierzimmerwohnungen ereigneten. Die Zahlen von KAYSERLING sind in fast alle sozialhygienischen Handbücher übernommen und, was mehr, sie spielen noch heute in der Tagespolitik immer dann eine Rolle, wenn es gilt, die Tuberkulose als eine *Wohnungskrankheit* im engeren Sinne hinzustellen. Man sollte diese Zahlen als Beweis aufgeben. Denn erstens wohnten 1905 in Berlin auch von den Gesunden, wie das Berliner statistische Jahrbuch ergibt, 37% in Einzimmerwohnungen und 48% in Zweizimmerwohnungen und dann handelt es sich bei KAYSERLING um Beobachtungen über die Verhältnisse im Zeitpunkt des eintretenden Todes, nicht der beginnenden Erkrankung.

Ebenfalls viel wiedergegeben werden die Zahlen für Charlottenburg (Tabellen 54—56 nach der Erhebung von WINKLER für 1908/12). Schon FLÜGGE in seinem bekannten Buch über Großstadtwohnungen und Kleinhaussiedlungen hat in scharfer Kritik es abgelehnt, die Wohnung allein als ursächlichen Faktor in der Form der vorliegenden Berechnungen mit den Schwankungen der Tuberkulosesterblichkeit unmittelbar in Zusammenhang zu bringen und hat dies Verfahren auf seinen wahren Wert oder Unwert zurückgeführt. Er hat dabei denjenigen Hinweis, den ich im Vorwort zu der WINKLERschen Arbeit über Wohnung und Tuberkulose, die er besonders rühmend anerkannte, schrieb, gelten lassen. Zwischen Ursache und Wirkung findet in der Wohnungsfrage ein Wechselverhältnis statt. Die ungünstigen Wohnungsverhältnisse werden in einem vielleicht sogar recht erheblichen Bruchteil zur Verbreitung der Krankheit beitragen, viel häufiger aber wird die mehrjährige zum Tode führende Krankheit den wirtschaftlichen Verfall der Familie beschleunigen, und es liegt nicht die geringste Möglichkeit vor, aus der Größe der Wohnung im Zeitpunkt des Todes Schlüsse zu ziehen auf die Wohnungsverhältnisse im Zeitpunkt der Jahre vorausgegangenen beginnenden Erkrankung. Die Frage ist aber, sobald man von der Bedeutung der Wohnung für die Verbreitung des Ansteckungsstoffes, die tatsächlich besteht, absieht, deshalb von untergeordneterer Bedeutung, weil ja die Größe der Wohnung nur ein Symptom für die *wirtschaftliche Lage überhaupt* ist.

Von den 5055 an Tuberkulose Gestorbenen hatten gelebt:

Tabelle 54.

In Wohnungen mit Zimmern	Tuberkulöse zusammen mit Personen	Von je 100 Wohnungsinsassen starben also an Tuberkulose	In Wohnungen mit Zimmern	Tuberkulöse zusammen mit Personen	Von je 100 Wohnungsinsassen starben also an Tuberkulose
1	297 mit 390	43,3	7	31 mit 125	19,9
2	1710 „ 4126	22,6	8	8 „ 29	21,6
3	2113 „ 6565	19,3	9	6 „ 36	14,3
4	630 „ 2066	19,0	10	8 „ 47	14,2
5	171 „ 595	22,3	mehr als 10	6 „ 45	11,5
6	75 „ 307	19,7			

Eingehender und durch den Vergleich mit der Gesamtsterblichkeit beweisender ist die zweite Tabelle von WINKLER für Charlottenburg.

Von 1000 Personen in Wohnungen nebenstehender Größe starben 1910/11 in Charlottenburg:

Tabelle 55.

Zimmerzahl	Überhaupt	An Lungentuberkulose	% der Fälle
1	27,94	2,78	10,0
2	18,36	2,41	13,1
3	16,73	1,48	8,7
4	15,04	0,86	5,7
5 und mehr	13,03	0,57	4,2

Es kamen Personen auf eine Wohnung bestehend aus:

Tabelle 56.

	1 Zimmer	2 Zimmern	3 Zimmern	4 Zimmern
Nach der Wohnungszählung	3,2	3,9	3,8	4,0
Bei den an Tuberkulose Gestorbenen .	3,4	4,6	4,3	4,9

Gerade die Beziehungen zwischen der Höhe des Tuberkulosetodes und der *wirtschaftlichen* Lage spielen in der Tuberkuloseliteratur eine überaus große Rolle. Auch hier ist vom Standpunkt der Kritik sehr viel zu sagen. Zunächst ist hier wiederum der Maßstab ein unsicherer. Man kann die wirtschaftliche Lage nach der Höhe der Steuern beurteilen, nur weiß man häufig nicht, wie hoch diese waren, und wiederum kommt der Einwand, daß die Steuerlast zu Beginn der Erkrankung und im Augenblick des Todes ja meist gar nicht die gleiche war. Noch unsicherer und vielfach beanstandet ist das Verfahren, Stadtteile, die vorwiegend von ärmerer Bevölkerung bewohnt werden, mit solchen, bei denen das Gegenteil der Fall ist, in Vergleich zu setzen. Die Durchdringung aller Schichten der Bevölkerung in der heutigen Großstadt ist eine zu innige, als daß dies angängig wäre. Auch findet der noch halb arbeitsfähige oder von seiner Familie durchgehaltene, von der Krankenkasse ausgesteuerte Invalide häufig gerade in feineren Wohnvierteln Unterschlupf als Pförtner oder in der Behausung seiner den Pförtnerdienst versehenden Familie. Trotzdem gibt diese Methode noch einen ungefähren Anhalt über die Größenunterschiede der Sterblichkeit nach der wirtschaftlichen Lage, doch darf man dann nicht übersehen, worauf neuerdings wieder Freudenberg mit Nachdruck hingewiesen hat, daß die niedrige Sterbeziffer der am besten gestellten Klassen oft genug dadurch bewirkt wird, daß die von der Schwindsucht Befallenen in Heilstätten und in klimatisch bevorzugten Gegenden das Ende ihres Leidens finden und am Orte ihres Wohnsitzes nicht gemeldet werden. Als Beispiele der verschiedenen Formen der Erhebung mögen die folgenden Tabellen dienen.

Eine der am häufigsten wiedergegebenen Tabellen (Nr. 57) ist einer englischen Parlamentserhebung entnommen. Sie gibt die Korrelationen zwischen Armut, Lebensmittelpreisen, Lohnhöhe und Tuberkulosesterblichkeit wieder.

Tabelle 57.

England					
Jahr	Gesamt-sterblichkeit	Schwindsucht-sterblichkeit	Grad der Verarmung	Lebensmittel-preise	Lohnhöhe
1869	100,0	100,0	100,0	100,0	100,0
1870	102,9	102,6	100,2	98,0	102,6
1875	102,9	94,0	72,8	98,0	123,4
1880	92,9	79,7	68,5	89,8	113,8
1885	89,0	75,4	61,6	73,4	114,2
1890	91,9	71,0	58,8	73,4	123,4
1895	88,1	57,9	57,1	63,2	121,7
1900	86,7	54,3	53,9	76,5	136,6
1905	72,4	46,3	56,5	73,4	132,5
1906	73,3	46,7	51,6	78,6	134,6
1907	71,4	46,3	55,8	81,6	138,9

Die fast überall wiedergegebene Hamburger Statistik von 1896—1900, die für die niedersten Lohnstufen 65,7 und für die höchste Einnahmestaffeln 17,2—12,1 auf 10 000 angab, ist schon von FLÜGGE und neuerdings von K. FREUDENBERG stark bestritten worden und soll deshalb nicht wiedergegeben werden. Nur des Beispiels halber folgen die Tabellen von FUNK in Bremen kurz vor dem Kriege (59) und die ältere von BERTILLON für Paris (58).

Es starben auf 10 000 Einwohner an Lungentuberkulose in einem Jahr in den verschiedenen Bezirken von Paris:

Tabelle 58.

Alter	Sehr reich 8. Elysée		Reich 9. Opéra		Sehr bemittelt 6. Luxembg.		Bemittelt 3. Temple		Arm 12. Reuilly		Sehr arm 20. Ménilm.	
	1896 1900	1901 1905	1896 1900	1901 1905	1896 1900	1901 1905	1896 1900	1901 1905	1896 1900	1901 1905	1896 1900	1901 1905
1—19 Jahre . .	58	61	88	79	99	101	141	139	161	168	159	180
20—39 Jahre . .	129	129	224	205	337	320	417	457	478	526	679	685
40—59 Jahre . .	135	159	239	241	398	423	486	585	529	641	799	907
60 und mehr Jahre	81	105	124	168	233	152	328	385	341	340	453	524

Die Sterbefälle des Alters von 30—60 Jahren verteilen sich danach auf 10 000 Lebende:

Tabelle 59.

	Arme	Mittelstand	Wohlstand	Insgesamt
Lungentuberkulose	43	15	5,8	21
Sonstige Infektionskrankheiten .	6,9	3,7	4,5	4,8
Krankheiten der Atmungsorgane	17	9	5,8	10
Kreislauf	17	11	11	13
Nervensystem	12	10	5,8	10
Verdauungsorgane	6,9	7,8	5,2	6,7
Krebs	12	13	15	13
Selbstmord	5,7	5,7	1,7	4,5
Übrige Krankheiten	10	8,4	7,5	8,7
Insgesamt	136	86	62	94

Eine viel wiedergegebene Indexberechnung der Gothaer Lebensversicherungsgesellschaft besagt, daß wenn die Allgemeinsterblichkeit aller Versicherten = 100 gesetzt wird, die für Lungenschwindsucht betrug:

Versicherungsumme	Alter		Sämtliche Alter
	15—50	51—90	
3000	134,8	128,2	131,8
3000—6000	93,0	97,9	95,2
über 6000	65,6	65,7	65,6

Die Unterschiede nach der wirtschaftlichen Lage haben sich in Großstädten in den letzten Jahren stark angeglichen, und zwar auf verschiedenen gesundheitlichen Gebieten und so auch in der Tuberkulosesterblichkeit. So berechnete für Berlin K. FREUDENBERG die folgende Tabelle für die Rentner- und Arbeiterviertel um Berlin, wobei er daran erinnert, daß das reiche Wilmersdorf kaum nennenswerte öffentliche Krankenhäuser, dagegen Pankow eine größere Zahl, darunter gerade auch Tuberkulosekrankenanstalten besitzt (Tabelle 60).

Tabelle 60. *Tuberkulosesterblichkeit in Berlin 1928 nach Bezirken.*

Bezirk		Bezirk	
Mitte	12,0	Schöneberg	8,3
Tiergarten	10,1	Steglitz	6,5
Wedding	11,8	Tempelhof	10,5
Prenzlauer Berg	10,4	Neukölln	10,9
Friedrichshain	11,6	Treptow	8,0
Kreuzberg	10,8	Köpenik	9,9
Charlottenburg	8,7	Lichtenberg	9,5
Spandau	9,2	Weißensee	11,4
Wilmersdorf	6,0	Pankow	23,0
Zehlendorf	7,2	Reinickendorf	8,9
		zusammen	10,3

FREUDENBERG betont aus diesem Anlaß, daß das post hoc bei Gegenüberstellung von Tuberkulose und Einkommen kein propter hoc sein muß, weil ja die lange Krankheit bis zum Tode an der Verringerung des Einkommens beteiligt sein dürfte. Eine ältere Statistik für Charlottenburg 1908—1912 ergab dagegen:

Einkommen in Mk.	Zahl der Lebenden	Sterbefälle überhaupt	Auf 10 000 Lebende
über 900	70 040	114	16,3
900—3000	161 790	149	9,2
3000—6500	28 710	13	4,5
über 6500	18 450	6	3,3

Es soll hierbei noch erwähnt werden, daß der Genfer Statistiker HERSCH vor einigen Jahren durch seine Lehre Aufsehen erregte, nach der zufolge seinen Erhebungen in Paris zwischen der Sterblichkeit der einzelnen Wohnviertel ein sehr einfaches Verhältnis nach der wirtschaftlichen Lage bestände; daß die Tuberkulosesterblichkeit sich verhielte wie die Quadrate des Anteils der Armen an der Bevölkerung. Natürlich gehorcht die Wirklichkeit nicht so einfachen Gesetzen. GEORG WOLFF und FREUDENBERG haben darauf hingewiesen, daß für andere Großstädte diese Beziehungen nicht nachweisbar wären, und haben das durch schöne Formeln gestützte Gesetz als Zahlenspielerei abgelehnt.

Aber wie jeder Sozialhygieniker betont, ist, wie hoch auch der Grad der Unterschiede nach der wirtschaftlichen Lage ist, noch wenig bewiesen; mit dem Nachweis dieser Tatsache allein ist noch nicht viel erreicht. Denn es liegt eine *Kette* von Ursachen ganz verschiedenwertiger und auch verschieden quantitativ einwirkender Ursachen vor. Wirtschaftliche Not steigert sicher die Übertragungsgefahr. Schlechtere wirtschaftliche Lage führt aber weiter zu ungenügender Ernährung, unzureichender Kleidung während der verschiedenen Jahreszeiten, die Möglichkeit der Erholung und der Genuß frischer Luft ist erschwert, und diese Gründe ließen sich noch durch andere Hinweise unterstreichen. Wirtschaftliche Not führt aber vor allem dazu, daß die Anfänge der Krankheit weniger beobachtet werden, und das gilt überhaupt ganz allgemein für die Zusammenhänge zwischen Erkrankung und Armut; sie führt weiter dazu, daß während der Krankheit die Pflege und Sorgfalt nicht immer ausreichend sein wird, und daß bei eintretender Besserung die Nachbehandlung und Schonung trotz der sozialen Versicherung versagt. Das Gleiche gilt in vollem Ausmaße für dic bei der Tuberkulose so häufigen Nachschübe und Rückfälle. Daß in dem Zusammenhang der Ursachenketten auf diese Faktoren der Hauptnachdruck zu legen ist, ergeben immer wieder die Resultate der Gesundheitsfürsorge. Genau so wie diese durch die stete und dauernde Überwachung aller bedrohten Einzelwesen einer ganzen Bevölkerungsgruppe die Hauptursache für den Rückgang der Säuglingssterblichkeit geworden ist, so lehrt auch die Erfahrung der Tuberkulosefürsorgestellen, daß die dort beratenen Kranken sich jetzt so verhalten, als ob sie nach ihrer wirtschaftlichen Lage zu einer oder mehreren nächsthöheren Wirtschaftsstufen gehören würden.

Nun entsteht aber eine neue Schwierigkeit zu den vielen anderen in der Beurteilung der *Gründe* für den günstigeren Verlauf bei besserer wirtschaftlicher Lage oder bei besserer Fürsorge für den Erkrankten und Gefährdeten. Der Grund könnte eine geringere Zahl der Erkrankungen sein, also eine Herabsetzung der *Infektionsgefahr*. Er könnte aber auch darin liegen, daß der *Ausgang* in Verlauf und Dauer beeinflußt würde, daß also die Zahl der Heilungen anwüchse und die Dauer der Krankheit verlängert würde. Die Erfahrungen mit der Heilstättenbehandlung in der Sozialversicherung, die nunmehr einige Jahrzehnte alt sind, sprechen in der Tat dafür, daß diese letzteren Gründe besonders schwer ins Gewicht fallen. Zahlenmäßig aber läßt sich ein Beweis für die Größe des Anteiles nicht erbringen. Wahrscheinlich liegt eben auch hier wieder eine Kombination mehrerer Folgen vor.

Ein weiterer viel studierter Faktor für die Gründe der Unterschiede ist die *Ernährung*. Extreme Ereignisse, wie Hungersnöte erweisen das Bestehen von Zusammenhängen. Die KISSKALTschen Beobachtungen sind schon erwähnt worden, und es sei hier der grundlegenden Feststellung von KISSKALT gedacht, daß Hungersnöte jedesmal die Häufigkeit und Gefährlichkeit der in der betroffenen Gegend *heimischen Volksseuchen* steigern, also z. B. in Indien der Malaria oder Pest. In unseren Klimaten haben das meine Feststellungen an der finnischen Hungersnot für die dortigen endemischen Erkrankungen einschließlich der Tuberkulose von 1868 bestätigt und auch die später zu behandelnde Zunahme der Tuberkulosesterblichkeit in Deutschland und Österreich in den letzten Kriegsjahren lehrte es, daß in unserem Klima es die Tuberkulose ist, durch deren Zunahme die Bevölkerung auf die Hungersnot reagiert. Einiges Licht auf die Zusammenhänge werfen auch die bekannten WEIGERTschen Untersuchungen an Schweinen, wonach reichere Ernährung mit Fett für das Ausbleiben der Tuberkulose günstig, Mästung mit Kohlehydraten ungünstig wirkte. Die noch nicht ganz spruchreifen Erfahrungen über die Folgen von Vitaminmangel weisen auf die Möglichkeit von weiteren Zusammenhängen hin. Neuerdings steht ja die Frage der Ernährung angesichts der Behandlung der Tuberkulose und besonders des Lupus nach GERSON und HERRMANNSDORFER im Brennpunkt des Interesses. In normalen Zeiten werden die individuellen Schwankungen der Ernährung in einer Bevölkerung so groß sein, daß die Ergebnisse durch stärkere Ausschläge anderer Faktoren überdeckt werden; nur die Hungersnot mit ihrer Beteiligung der *Massen* läßt sie epidemiologisch hervortreten, und zwar außerordentlich stark.

Der am eingehendsten untersuchte und praktisch wichtigste dritte Faktor ist der des Zusammenhangs von *Beruf* und *Tuberkulosesterblichkeit.*

Auch für diese Frage gilt wieder das Bedenken, daß neben dem reinen Faktor des Berufs ja stets noch andere Umstände ursächlich mitwirken, wie Lebensweise und wirtschaftliche Lage. Gerade von führenden Gewerbehygienikern ist das stets gewürdigt worden. So sagt KÖLSCH: „Vielleicht wirken sich hier (bei den Staubarbeitern) die sog. indirekten Berufsschädlichkeiten (Lohn, Lebenshaltung, Umwelt) in bezug zur Tuberkulose unheilvoller aus als die direkten Schädlichkeiten bzw. die Staubarbeit.“ Er geht dann näher auf die durch RÖSSLE veranlaßte Arbeit von VOLLRATH über die erhöhte Tuberkuloseanfälligkeit der Porzellanarbeiter in Thüringen ein, in der auf die Mitwirkung dieser begleitenden Umstände für das Ergebnis besonderer Nachdruck gelegt worden war.

Daneben bestehen aber noch besondere Fehlerquellen.

Nach einer methodisch verläßlichen englischen Indexberechnung für 1900 bis 1902 betrug die:

Tabelle 61.

Sterblichkeit der Männer zwischen 25–65 Jahren	An allen Ursachen	An Phthisis	An allen anderen Krankheiten des Respirationstrakt.
	1000	186	197
Bei Geistlichen	524	55	86
„ Ärzten	952	65	163
„ Bauern	596	76	99
„ Schmieden	937	158	201
„ Goldarbeitern	872	189	155
„ Kürschnern	1015	211	215
„ Schneidern	1027	248	164
„ Schustern	984	271	175
„ Topf- und Steinguterzeugung	1493	285	495
„ Gasthausbesitzern	1808	323	303
„ Bürsten- und Besenmachern	1216	325	310
„ Werkzeug-, Messer- und Feilenmachern	1315	369	183
„ gewerblichen Arbeitern	2235	491	487
„ Gasthausangestellten	1883	543	352

Ein Bild von der Einwirkung des Staubes gibt die folgende Statistik der Tuberkulose.

Auf 100 Todesfälle entfallen auf Schwindsucht:

Tabelle 62.

Staubart und Gewebe	Im Durchschnitt	In den Altersperioden (Jahre)				
		15–24	25–34	35–44	45–54	55–65
Metallstaub:						
Schleifer	49,2	57,1	70,8	63,2	40,0	25,0
Polierer	38,7	45,8	56,0	42,7	22,9	21,1
Metallarbeiter	38,9	59,1	50,0	45,1	24,1	20,4
Werkzeug- und Instrumentenerzeuger	33,3	32,3	59,3	35,3	37,5	12,2
Goldarbeiter	28,0	40,0	59,5	44,0	22,0	9,1
Graveure	34,9	38,7	61,7	45,2	14,7	10,5
Drucker	38,6	48,5	56,3	40,5	19,9	9,2
Setzer	35,1	28,6	66,7	37,5	15,8	—
Steinstaub:						
Steinarbeiter	35,2	47,6	52,6	47,7	39,2	26,1
Marmorarbeiter	28,0	—	50,0	40,0	34,8	14,0
Glasbläser	30,1	45,8	56,4	25,4	20,0	3,8
Glasschleifer	34,5	26,9	46,7	40,7	25,0	—
Töpfer	33,1	23,9	52,9	44,0	28,2	19,4
Pflasterer	23,6	28,0	44,9	35,5	29,6	13,2
Tierischer und Pflanzenfaserstaub:						
Spinner	29,6	46,4	50,0	44,4	25,9	—
Weber	27,8	39,8	53,4	38,1	25,7	10,9
Schafwollspinner	24,5	35,0	43,8	35,7	21,1	12,5
Teppich- und Wollendeckenweber	23,9	52,9	45,5	35,3	20,8	11,8
Seidenspinnereiarbeiter	35,9	34,1	52,5	60,0	22,6	10,8
Tapezierer	31,0	38,5	58,5	48,1	24,7	4,8
Kürschner und Tierpräparatoren	32,4	—	38,9	63,3	30,8	8,3
Hutmacher	33,4	53,8	55,4	45,5	26,7	14,8
Organischer Staub:						
Müller	15,6	29,6	87,5	28,2	14,1	—
Bäcker	20,4	38,4	42,8	29,0	17,3	9,2
Knopfdrechsler	37,8	50,0	51,6	37,5	25,0	—
Lederarbeiter	32,0	38,0	50,0	35,5	29,0	11,2
Straßen- und Werkstättenstaub:						
Straßenkehrer	17,9	—	44,4	33,3	14,9	6,8
Kutscher, Wagenreiniger, Knechte	25,2	47,4	42,6	34,3	15,8	10,5
Briefträger	27,7	40,0	39,7	42,1	10,3	11,8
Motorführer der Straßenbahn	32,3	43,3	45,5	29,3	14,3	16,7

Die hauptsächlichste Fehlerquelle kann ausreichend ausgeschaltet werden, die Selbstauslese, nach der zu den körperlich weniger anstrengenden und dabei vielfach die Tuberkuloseverbreitung begünstigenden Berufen gerade die konstitutionell schwächeren oder schon anbrüchigen Personen hindrängen und umgekehrt. Sehr interessant ist die Schweizer Feststellung, daß nach den

Ergebnissen der Rekrutenaushebung die Reihenfolge der wegen mangelnder Tauglichkeit vom Heeresdienst Zurückgewiesenen sich mit der Reihenfolge der Tuberkulosesterblichkeit nach Berufen deckt. Auch die zweite Fehlerquelle der ganz verschiedenen Altersbesetzungen vieler Berufe läßt sich ausschalten durch die sog. Standardberechnung. Am stärksten tritt die Überbelastung mit Tuberkulosesterblichkeit bei den verschiedenen Berufen im Staubgewerbe hervor, und hier ergaben sich Unterschiede je nach mineralischen, metallischen oder vegetabilischen Staub. Einige der zuverlässigsten Berufsstatistiken seien hier als Beispiele angegeben (s. Tab. 63—65, S. 88—89).

Eine kleinere Tabelle von Kölsch für die Einwirkung des Staubes lautet:

Auf 1000 erwachsene Lebende starben 1908 an Tuberkulose in Bayern in Berufen mit Einwirkung von:

Tabelle 63.

Mineralstaub	4,64
Vegetabilischem Staub	4,34
Gemischtem Staub	4,03
Metallstaub	3,69
Staubfreie Berufe	2,14

Den Einfluß des Alters bei einem Staubberuf ergibt die folgende dem Werk über die Leipziger Ortskrankenkasse entnommene Statistik.

Tuberkulosesterbefälle auf 1000 Lebende männlicher Personen der Leipziger Ortskrankenkasse:

Tabelle 64.

Alter	Insgesamt	Büro-personal	Steinmetzen
15—19	0,84	1,49	0,64
20—24	2,28	3,23	1,63
25—29	2,41	2,95	3,90
30—34	2,22	2,03	8,24
35—39	3,09	2,91	16,67
40—44	3,39	3,16	17,48
45—49	3,06	2,81	16,30
50—54	4,24	2,31	26,68
55—59	3,85	1,80	18,35

Kölsch berechnete 1908 für Bayern eine Sterblichkeit auf 10 000 erwerbsfähige Männer in Bayern:

Akademische Berufe	23,9
Industrie, Handel und Verkehr	41,5
Landwirtschaft	15,5

Auch die Lebensversicherung hat besonderes Material beigetragen, indem sie die Sterblichkeit der Ärzte, Geistlichen, Angehörigen des Gastwirtsgewerbes gesondert erforschte. Eine solche aus dem Material der Gothaer Lebensversicherungsbank von Gollmer aufgestellte Tabelle setzt die Durchschnittsterblichkeit = 100 und vergleicht damit die Berufsterblichkeit.

Tabelle 65.

	Sämtliche Todesursachen	Tuberkulose
Gymnasiallehrer	84	63
Elementarlehrer (Stadt)	84	66
Elementarlehrer (Land)	89	82
Evangelische Geistliche	86	94
Katholische Geistliche	113	96
Ärzte	111	146
Dozenten der Medizin	114	—
Gastwirte	152	169
Brauer	154	175
Landwirte	90	107
Förster	88	84

Besonders groß ist die Tuberkulosegefährdung beim *Krankenpflegepersonal.* Die Tabelle 66 gibt nach den Feststellungen von HAMEL für 1906—1910 folgende Werte für die *Erkrankungen* an Tuberkulose (in Klammern: vermutlich im Beruf angesteckt).

Tabelle 66.

In	Ärzte	Schwestern	Wärter	Wärterinnen
Allgemeinen Krankenanstalten	0,29 (0,14)	0,60 (0,27)	0,63 (0,40)	0,96 (0,28)
Universitätskliniken	1,23 (0,35)	1,07 (0,48)	— —	0,81 (0,27)
Fachanstalten für Tuberkulose	0,08 (0,08)	0,42 (0,36)	0,45 (0,45)	0,95 (0,30)

Die Mortalitätsstatistik für die Berufsgruppe Gesundheitspflege und Krankendienst ergab auf 10 000 Lebende:

Todesfälle 1907: 17,84
1908: 17,79.

Daß auch hier eine sehr starke Besserung eingetreten ist, beweist die ältere Tabelle von CORNET aus den Jahren um 1880.

Tabelle 67.

Alter	Schwestern, Sterbefälle auf 100 Lebende	Auf 100 Sterbefälle Tuberkulose	Weibl. Personal, insgesamt auf 100 Lebende	An 100 Sterbefällen waren Tuberkulöse
15—20	2,05	60,9	0,48	37,9
21—25	2,17	67,5	0,68	43,0
26—30	2,39	73,7	0,81	43,6
31—40	1,95	73,8	1,06	39,4
41—50	1,5	57,9	1,44	32,8
51—60	1,93	28,7	2,39	26,9
über 60	5,84	13,2	5,57	10,6

Die Barmherzigen Schwestern im Mutterhaus München (durchschnittlich 1360) hatten 1899—1908 eine jährliche gesamte Durchschnittsterblichkeit von 338,7 Todesfällen gegenüber 88 der weiblichen Gesamtbevölkerung von 15—60 Jahren; von diesen Todesfällen kamen bei den Schwestern 56.2 % auf Lungenschwindsucht.

Es gibt auch einige Berufsarten, denen man umgekehrt immer wieder einen Schutz gegen die Tuberkulose nachsagt. Für die im Kohlenbergwert tätigen Arbeiter haben FREUDENBERG und HEYMANN nachgewiesen, daß die Hauptursache der günstigeren Bedingungen die ärztliche Auslese ist, bei deren Nachlassen nach dem Kriege sofort die Tuberkulosesterblichkeit zunahm. Auf der anderen Seite spielt hier die Anthrakose eine so große Rolle, daß schon dadurch der Kreis der Tuberkulosegefährdeten verringert wird. Dagegen heißt es von den Kalkarbeitern und den wie in der Celluloseindustrie mit schwefliger Säure arbeitenden, daß ihre Tuberkulosesterblichkeit geringer sei.

Auf Grund dieses Zusammenhangs zwischen Beruf und Erkrankungsgefahr, bei dem zusammenfassend die stärkere industrielle Betätigung bei vielen Berufen zugleich eine großere Gefährdung bedeutete, zeigte sich durch viele Jahrzehnte eine Übersterblichkeit der Industriearbeiter und damit der Industrieländer gegenüber agrarischen Ländern mit großen Unterschieden. Es ist von größter Bedeutung, daß die Feststellungen von A. WEBER für Sachsen und die sehr umfassenden Untersuchungen von GEORG WOLFF den in der neuesten Zeit immer stärker hervortretenden Wandel im Sinne einer Angleichung scharf nachgewiesen haben. Dank der Fortschritte der Fabrikhygiene, außerdem aber auch der Fortschritte bei der Früherkennung und Frühbehandlung hat sich dieser Unterschied sogar teilweise ins Gegenteil verwandelt, und Länder und Gegenden mit stärkster Industrie zeigen heute zuweilen günstigere Sterbezahlen als ländliche Gegenden. WOLFF schließt aus einem überaus großen und sorgfältig zusammengetragenen nach allen allgemeinen Gesichtspunkten zerlegten Material. Die Unterlage für seine Folgerung ist die Erscheinung, daß die industriellen Länder und Gruppen an dem Absinken der Tuberkulosesterblichkeit in steilerer Kurve beteiligt sind. Daher wird auf diese Frage näher in dem Abschnitt über die Abnahme der Tuberkulose eingegangen.

Als letzter, aber grundsätzlich und zahlenmäßig sehr wichtiger Faktor sei der Einfluß *vorangegangener* oder schon während des Verlaufs einer Tuberkulose *einsetzender anderer Krankheiten* betont. Man beschäftigt sich gegenwärtig aus grundsätzlichen Erwägungen sehr eingehend mit diesen Zusammenhängen, und bezeichnet die etwaige ungünstigere Wirkung als die der Durchbrechung der unspezifischen Resistenz durch die zutretende Erkrankung im Gegensatz zur Lehre von Schwächung der spezifischen Immunität durch die zweite tuberkulöse Infektion; ja, wie schon eingehend ausgeführt, die NEUFELDsche Schule mit ihrem Hauptvertreter BRUNO LANGE stellt die Bedeutung der unspezifischen Resistenz für Ausdehnung und Ausgang der Lungenschwindsucht heute stark in den Vordergrund. Zu solchen Krankheiten gehören Influenza, Diabetes mellitus, Masern und Keuchhusten beim Kind. Es ist charakteristisch für die ganze Frage und ihre Deutung, daß hier neben bestätigenden Mitteilungen auch häufig wieder ablehnende hervortreten, wie die von NOEGGERATH und seinen Schülern, welche die ungünstige Wirkung der Masern bestreiten. Aber natürlich sind solche Widersprüche bei der Konkurrenz der die Zahlenreihen beeinflussenden Ursachen stets zu erwarten. Daß eine solche Beeinflussung immer wieder eintreten kann, dafür ist der schlagendste Beweis Gravidität und Wochenbett, die wiederum nicht in allen Fällen, aber in einer sehr großen Zahl das Aufflackern einer ruhenden Tuberkulose sehr stark fördern können, während häufig genug durch zweckmäßige vorbeugende und therapeutische Maßnahmen die Gefahren behoben werden können. Aber man darf in den Schlüssen nicht etwa soweit gehen zu behaupten, daß nun überhaupt *jede* schwächende akute oder chronische Erkrankung die Hinfälligkeit gegenüber der Tuberkulose steigert. Die Experimente von KISSKALT über Bleivergiftung beim Tier z. B. widerlegen dies, ebenso der Hinweis von FRIEDBERGER, daß beim Meerschweinchen eine Vergiftung mit Diphtheriegift den Verlauf einer Tuberkuloseinfektion nicht beeinflußt.

Auch die Lehre, daß sich manche Krankheiten *ausschließen*, findet in der Literatur über Tuberkulose ihre Vertreter. Nach den Feststellungen der Konstitutionspathologie ist das verständlich. Wenn der pyknische oder leptosome Habitus, wie schon ausgeführt, zu verschiedenen Krankheitsformen disponieren, so ist der tatsächliche Gegensatz auf diesen zurückzuführen; einen solchen Antagonismus gegenüber der Gefahr von Tuberkulose ergriffen zu werden, haben schon frühere Ärztegenerationen vertreten. Es sei an Tuberkulose und Gicht oder Tuberkulose und manche Herzklappenfehler erinnert.

Das Problem trifft hier zunächst nur Klinik und Individuum. Es bekommt epidemiologische Färbung, wenn man unter dem Einfluß der Lehre von der Bedeutung von Klima, Boden oder Feuchtigkeit für ganze Gegenden das Vorherrschen oder Zurücktreten bestimmter Endemien auf diese Faktoren zurückzuführen versucht. Nur so hat, um zahlreiche ältere längst abgelehnte Lehren nicht erst zu erwähnen, um die Mitte des vorigen Jahrhunderts die Lehre von BOUDIN und seinen Anhängern zu großen Streiten geführt, der zufolge Tuberkulose und Malaria unter dem Einfluß solcher klimatischen Faktoren für ganze Landgebiete sich auschlössen. Abgesehen davon, daß mit der Aufklärung der Malariaentstehung der Deutung dieser Lehre die Grundlage entzogen ist, haben schon damals A. HIRSCH und VIRCHOW mit starken tatsächlichen Gründen sich gegen sie gewandt und gerade in neuester Zeit ist wieder darauf hingewiesen, daß beide Krankheiten ohne sich zu hindern nebeneinander vorkommen im Einzelfall wie endemisch. Selbst die scharfsinnigste und an großen Beobachtungen angestellte klinische und statistische Untersuchung kann hier allzu leicht zu Trugschlüssen führen. Es wird dann die Prüfung durch die Wahrscheinlichskeitsrechnung, mindestens als Kontrolle erforderlich, wie sie PFAUNDLER als Methode der Syntropie vorgeschlagen hat und zwar für den Individualfall wie für die epidemiologische Prüfung. Die Wahrscheinlichkeit des Zusammentreffens zweier Ereignisse ist gleich dem Produkt der beiden Einzelwahrscheinlichkeiten, also kleiner als jede einzelne, und zwar sehr erheblich kleiner, wenn die eine der beiden Erkrankungen selten ist. Wenn die Gesamtzahl aller Fälle = N, die Zahl der Individuen mit dem Krankheitszustand A oder B = n A bzw. n B und die Anzahl der Individuen mit beiden Zuständen = n AB, dann ist die Meßzahl S, oberhalb derer Syntropie, unterhalb derer Dystropie in Frage kommt $= \frac{\mathrm{n\,AB} \cdot \mathrm{N}}{\mathrm{nA} \cdot \mathrm{nB}}$. Die Tatsache, daß der einzelne Arzt oder pathologische Anatom während langer Jahre größerer Beobachtungen das Zusammentreffen zweier Erkrankungen bei denselben Menschen nur sehr selten beobachtet hat, ist daher noch kein Beweis für ihren Ausschluß. Krebs und Tuberkulose im Alter über 40 Jahren sind häufige Todesursachen.

Angenommen, daß unter 100 in einem Krankenhaus zur Obduktion kommenden Verstorbenen dieses Alters 12 Fälle von Tuberkulose und 14 Fälle von Carcinom sind, so wäre die Wahrscheinlichkeit eines Zusammentreffens beider Krankheiten, falls keine Beziehungen bestehen, $0{,}12 \times 0{,}14 = 0{,}017$; d. h. unter 1000 Obduktionen wäre ein solches Zusammentreffen etwa in 17 Fällen zu erwarten. Erst wenn an einem sehr großen Material gemessen das Ergebnis erheblich über oder unter dieser Meßzahl läge, dürfte man auf einen Ausschluß oder auf eine Begünstigung schließen. Bei Lupus und Hautcarcinom würde eine solche Rechnung vermutlich positiv ausfallen. Für Endemien würde der Ansatz etwas komplizierter, weil eben jahreszeitliche und sonstige Schwankungen der Altersdispositionen der verschiedenen Formen mit eingesetzt werden müssen, aber grundsätzlich bleibt die Kontrolle durch die Meßzahl der Wahrscheinlichkeit bestehen und dann dürfte so manche Annahme von der Begünstigung oder Hemmung der Tuberkulose und anderer Krankheiten, die lange durch das Schrifttum fortgetragen wurde, zweifelhaft werden. Auf Grund seiner Berechnungen an Kindern findet PFAUNDLER für Tuberkulose als seltener als der Wahrscheinlichkeit entspricht, exsudative Diathese.

Beim Rückblick auf die Kennzeichnung der untereinander so verschiedenen Faktoren, die zeitweise oder dauernd die persönliche Resistenz herabsetzen und damit sogar die durch vorangegangene Primärinfektion erreichte örtliche oder allgemeine spezifische Immunität aufheben, ergibt sich ein außerordentlich vielseitiges Bild mannigfacher Kombinationen. Denn es ist ja klar, daß zu etwaigen konstitutionellen Minderwertigkeiten sich stets gelegentliche Störungen durch Umweltseinflüsse hinzugesellen, welche dann summiert für die vorhandene Resistenz eine gesteigerte Gefahr bilden. Es handelt sich also in beachtenswerter Weise um eine Frage der Kombinatorik, die Berücksichtigung finden muß gegenüber dem bisherigen analytischen Verfahren, das immer nur den einen Faktor zum Gegenstand besonderer Studien machte und notwendig zu steten Widersprüchen und Einsprüchen im Schrifttum über die Bewertung jedes einzelnen Faktors führen mußte.

Es sei als Beispiel auf die nachstehende Tabelle verwiesen.

In den Vereinigten Staaten Nordamerikas sterben gegenwärtig an Tuberkulose auf 100 000 Lebende:

Tabelle 68.

	Weiße	Farbige	Verhältnis
Gesamtbevölkerung . . .	72,2	233,2	1: 3,2
Stadt	73,1	300,6	1: 4,1
Land	71,3	197,4	1: 2,8

Wer, ohne nähere Kenntnisse aller tatsächlichen Einzelheiten, dürfte sich vermessen, aus dieser Tabelle irgend einen Schluß auf die Ursachen der Unterschiede zu ziehen? Da hilft auch die einfache Korrelationsberechnung mit dem Ergebnis einer Angleichung an den Wert von 1 nicht. In Betracht kommen Rassenunterschiede, Verschiedenheiten der Kultur, der wirtschaftlichen Lage, verschiedene Berufe in Stadt und Land; und wahrscheinlich eine Anzahl uns nicht bekannter Vorgänge, jedenfalls so viele Gründe, daß an ihrer Vielheit niemand zweifeln kann, aber auch den Anteil eines jeden dieser Faktoren im Verhältnis seiner Höhe nicht anzugeben vermag. Und das gleiche gilt für jeden Versuch, aus der Zerlegung des Zahlenmaterials im Zeitabschnitt der Abnahme Schlüsse auf die Gründe zu ziehen. Es ist gar nicht unmöglich, daß einmal ein heut von uns überhaupt noch nicht gewürdigter Faktor nach Erweiterung unserer Kenntnisse zu einem Vorsprung vor allen heut genannten, von denen sicher keiner ganz unwesentlich ist, gelangen könnte.

Das Modellbild der Kombinationslehre nach althergebrachtem Gebrauch ist das Würfelspiel, mit dessen Analyse die elementare Wahrscheinlichkeitsrechnung ihren Anfang nahm. Hat man drei Würfel, so ist die Zahl der möglichen Würfe bekanntlich $6^3 = 216$; nach den Binomialquotienten kommt ein Wurf von 3×1 oder 3×6 nur je ein Mal vor, und die

Zahl der möglichen übrigen Würfe ist errechenbar. Der arithmetische Durchschnitt der Werte aller möglichen Würfe liegt bei $\frac{3+18}{2}$, also bei 10 und 11, und da diese beiden Zahlen mittels sehr verschiedener Kombination geworfen werden können, so treten sie bei großen Zahlen von Würfen am häufigsten auf, nämlich ein Wurf von 10 oder 11 in etwa 25% aller möglichen Würfe, ein Wert zwischen 9 und 12 in rund 50%. Genau dieselben Möglichkeiten bestehen bei der Kombination der verschiedenen Ursachen für Resistenzdurchbrechung in der Tuberkulosefrage. Man kann das Beispiel noch schärfer umreißen, wenn man gewisse ursächliche Einflüsse von nachhaltigerer Bedeutung als Dominanten mit einem stärkeren „Gewicht" versieht. Dazu gehören vor allem die konstitutionellen Einflüsse, die, wie die Tatsachen lehren, von viel nachhaltigerer Bedeutung sind als die zeitweisen phänotypischen und die Größe und Häufigkeit der Infektionen. Damit würde in der Tat die erzielte Formel der von JOHANNSEN aufgestellten früher genannten $(3a + b)^n$ ziemlich nahekommen, und wenn man $3a = c$ setzt, würde man für jede einzelne Kombinationsmöglichkeit und die Häufigkeit ihres Vorkommens den zugehörigen Binomialkoeffizienten sehr leicht feststellen können. Man könnte nun auf rein empirischer Grundlage durch die Kurve eine Parallele zur Abszisse ziehen, oberhalb der die Resistenz als durchbrochen, unterhalb der sie als gesichert angesehen wird, genau wie das PFAUNDLER für seine Syntropieberechnungen getan hat. Und ebenso hat REITER für die schlummernde Infektion bei den akuten Infektionskrankheiten ein solches Schema in etwas anderer Form aufgestellt, um für die einzelnen Formen den Höhepunkt der Umwandlung der schlummernden Infektion in die manifeste Krankheit zu kennzeichnen.

War dies nur ein Bild, so verfährt die Lebensversicherungsmedizin tatsächlich seit Jahrzehnten ganz ähnlich, wie hier geschildert, auch gerade bei der Tuberkulose. Für die Art der Registrierung hat zuerst CARRUTHERS auf dem 4. internationalen Kongreß für Versicherungsmedizin in Berlin 1906 ein Schema vorgeschlagen und G. FLORSCHÜTZ hat in seiner allgemeinen Versicherungsmedizin 1914 die Registriermethode der Gothaer Lebensversicherungsbank geschildert. Die amnestischen Angaben der erblichen Belastung, der vorangegangenen Krankheiten, die Untersuchungsbefunde der Körpermaße und andere Anzeichen werden nach Summen gebucht, und die Entscheidung über Ablehnung oder über Einreihung in eine höhere Gefahrenklasse mit Alterszuschlag oder erhöhten Prämien erfolgt nach diesem Verfahren. Für die Epidemiologie gilt die gleiche Regel, wie sie sich in den Jahresbilanzen der Lebensversicherungen als zweckmäßig erwiesen hat, nämlich die gesamte Summe der Einflüsse in ihrer Bewertung im einzelnen einzusetzen, und nicht den einzelnen Faktor.

Was die Lebensversicherungsmedizin am einzelnen Falle tut, um ihn einer bestimmten, nach ihren Prämiensätzen genau bestimmten Gefahrenklasse einzureihen, das ist ebenso auch das Verfahren des behandelnden Arztes, wenn er die Prognose auf kurze oder lange Sicht für den Einzelfall stellt. Für die Epidemiologie kommt, wie immer wieder betont wurde, entscheidend der neue Gesichtspunkt in Betracht, in welcher Ausdehnung jeder einzelne Faktor auftritt. Jedes Anwachsen oder Absinken der von ihm betroffenen Bevölkerungszahl muß die epidemische Lage verändern.

Morbiditätstatistik.

Eine Erkrankungsstatistik ist nur dort möglich, wo eine Meldepflicht für Erkrankungungen vorliegt. Dazu bedarf es einer gesetzlichen Regelung, die die Meldung von Erkrankungen insgesamt nur in einigen Ländern sichert.

Da in den letzten Jahren die planmäßige Durchuntersuchung ganzer Bevölkerungsgruppen, wie Studenten, Schülern usw. stattgefunden hat, so ergeben sich daraus Anhaltspunkte für die Höhe der wirklichen Morbidität, nicht der Infektionsgröße nach dem PIRQUET-Verfahren. BRÄUNING hat in seiner bedeutungsvollen Arbeit, in der er die planmäßige Untersuchung ganzer Gruppen Bedrohter forderte und die Wege der Durchführung vorschlägt, einige Ergebnisse zusammengestellt, von denen ein Teil unter Hinweis auf seine Arbeit hier folgt.

Tabelle 69. *Aktiv Tuberkulöse, die von ihrer Krankheit nicht wußten und bei Reihenuntersuchungen mit Röntgenstrahlen gefunden wurden.*

Autor	Gruppe	% an Tuberkulose erkrankt
BRÄUNING	Fortbildungsschüler Knaben	0,08
„	„ Mädchen	0,8
CÖRPER	„ Knaben	0,3
„	„ Mädchen	0,4
FASSBENDER	„	0,08
„	Gymnasiasten	0,0
„	Schülerinnen des Lyzeum	0,2
KAYSER-PETERSEN	Studenten Jena	0,8
KATTENTIDT	Studenten München	0,8
BÖRNER	Schülerklassen	0,5
SCHWETAS	Fortbildungsschüler	0,65

Eine zweite Tabelle von KATTENTIDT für München, die nach der Arbeit von BRÄUNING in der Zeitschrift für Tuberkulose 1930 erschien, hatte für Münchner Studierende abweichende Ergebnisse.

Tabelle 70.

	1363 m	405 w
Offene Tuberkulose	6 (0,44%)	17 (4,2%)
Inaktive	13,8%	
Alte Tuberkulose	205 (15%)	52 (12,8%)

Im Anschluß hieran seien noch einige Zahlenangaben für Morbidität und Mortalität bestimmter Bevölkerungsgruppen angefügt.

Nach der Heeresstatistik betrug 1904/05 nach SCHWIENING der Zugang in Tausentel:

Preußen	1,5	Italien	0,98
Bayern	1,6	Rußland	2,7
Österreich	1,5	England	1,9
Frankreich	4,7	Japan	3,9

Während des Weltkrieges gingen im Deutschen Heer wegen Tuberkulose aus den Lazaretten ab:

1. Kriegsjahr 11809 = 2,7‰ des Feld- und Heimatheeres.
2. „ 32333 = 4,8‰
3. „ 41460 = 5,7‰
4. „ 39531 = 5,6

Bestand 11280

Zusammen 136413 = 5,3‰.

Die Krankenhausstatistik ergibt auf 10 000 Einwohner:

Tabelle 71.

	Verpflegte an allen Krankheiten	Verpflegte an Lungentuberkulose	Verpflegte an Tuberkulose anderer Organe
1910	329,86	62,88	17,55
1926	438,3	53,9	14,3
	Von 1000 *Kranken starben:*		
1911	120,6	135	102
1926	103,5	84	91

Von den durch Wohlfahrtsärzte versorgten Hilfsbedürftigen sind in Großstädten etwa 5—8% Tuberkulöse. Über Tuberkulose als Ursache der Invalidität gibt die folgende Tabelle Auskunft:

Die Invaliditätsursachen nach Altersklassen der Rentenempfänger auf 10 000 versicherte Personen der betreffenden Altersklasse 1905/09:

Tabelle 72.

	Jahre						
	20—24	25—29	30—39	40—49	50—59	60—69	über 70
Alle Invaliditätsursachen. . .	17,96	35,60	54,04	98,37	265,55	897,43	2049,42
Tuberkulose der Lungen . . .	11,85	20,66	25,69	27,53	28,48	28,30	14,53
Tuberkulose anderer Organe	1,39	2,37	2,96	3,31	4,96	5,92	4,84

Bei der allgemeinen Ortskrankenkasse Berlin mit 232 000 männlichen und 264 800 weiblichen Mitgliedern betrug die Unterstützungsdauer für

Tabelle 73.

	1928		1929	
	m.	w.	m.	w.
Alle Krankheiten .	26,89 Tage	30,85 Tage	25,16 Tage	28,20 Tage
Tuberkulose . . .	55,46 „	58,76 „	51,30 „	56,43 „

Die Zahl der Erkrankungen und Sterbefälle eines Jahres war:

	Erkrankungen		Sterbefälle		Verhältnis in %	
	m.	w.	m.	w.	m.	w.
1928	5153	7269	—	—	10,3	8,75
1929	4750	6339	222	180	10,24	8,24

Bei der Gothaer Lebensversicherungsbank, deren Bestand der ärztlichen Auslese unterworfen war, starben 1904—1913 von etwa 366 000 Versicherten 1307 = 3,81 % des Bestandes in den ersten 5 Jahren, davon an Tuberkulose 136 = nahezu 11% der Gestorbenen. Es starben im Jahr

nach der Aufnahme	überhaupt	an Tuberkulose
1. Jahr	207	19
2. „	251	36
3. „	247	33
4. „	206	32
5. „	203	16
Länger als 5 Jahre	127	0

Dem Alter nach starben in Tausendteilen der Versicherten gleichen Alters an

	allen Krankheiten	Tuberkulose
15—30 Jahre	2,47	0,62
31—40 „	3,08	0,62
41—50 „	4,95	0,34
über 51 „	13,26	0,42

Die Steigerung der Tuberkulosesterblichkeit in der Kriegszeit.

In den vorausgegangenen Ausführungen wurde hervorgehoben, daß die lange Dauer der fortschreitenden Tuberkulose in der säkularen Sterblichkeitskurve mit rechnerischer Notwendigkeit zu einem Ausgleich, einer „Dämpfung“, jener Wellenschwankungen führen müsse, wie sie im Gegensatz zur Tuberkulose so charakteristisch für die Epidemiologie der akuten Erkrankungen sind, und wie sie bei diesen eine so reiche Unterlage für Schlußfolgerungen über das Zustandekommen ihrer Epidemien und deren Absinken geben. Eine epidemische *Steigerung der Tuberkulose* muß demnach als eine ganz große Besonderheit und Ausnahme angesehen werden. Daher kommt jener Zacke der Tuberkulosesteigerung, wie sie die Kurve der Jahre 1917/19 aufweist, eine grundsätzliche Bedeutung zu. Aber selbst ohne Kenntnis der feineren epidemiologischen Zusammenhänge ist diese positive Kriegswelle eine so auffallende Erscheinung, daß sie der Gegenstand eingehender Studien nicht nur in den beiden Ländern, in denen sie am steilsten war, in Deutschland und Österreich, sondern auch in England und in neutralen Ländern wie Holland, Dänemark, Schweiz usw. geworden ist. Von den zahlreichen deutschen Arbeiten seien die von KIRCHNER in der Zeitschrift für Tuberkulose Bd. 34, Heft 3/4, 1921 und von RANKE ebenda über die bayerische Sterblichkeit sowie von S. ROSENFELD in den Veröffentlichungen des österreichischen Volksgesundheitsamtes Heft 11, Bd. 20 besonders genannt.

Es entstehen, um die Kurve so zu analysieren, daß es möglich wird, die besonderen Gründe für den steilen Anstieg und steilen Abfall aufzuklären, folgende Fragen, die auch tatsächlich durch die Materialiensammlung der genannten Vorarbeiter beantwortet werden können. Es kommt in Betracht die *Höhe* der Kurve in den verschiedenen Ländern, die Zerlegung der Gesamtmortalität nach der Beteiligung der einzelnen Altersklassen, der Anteil der verschiedenen Formen der Tuberkulose, der Tuberkulose der Lungen und der der anderen Organe, das Verhältnis von Großstadt, Mittelstadt und Land; schließlich die Untersuchung, ob und in welchem Umfange an dem Anstieg Änderungen in der *Zahl* der Erkrankungen sowie Änderungen in der *Dauer* des Verlaufs erkennbar sind. Daran schließt sich die Gegenüberstellung mit denjenigen Faktoren, die in der genannten Zeit Änderungen in der Lebensweise der Bevölkerung herbeigeführt haben könnten.

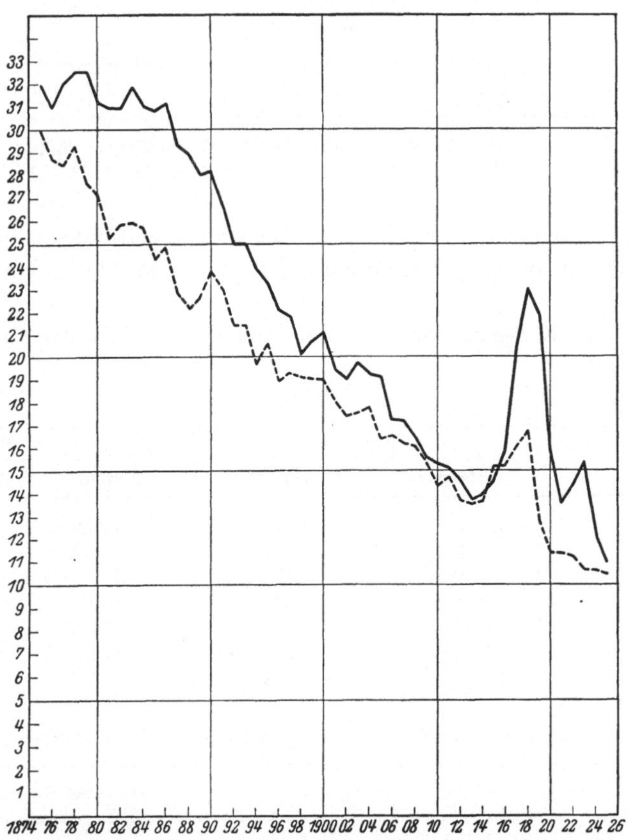

Abb. 14. Sterblichkeit an Tuberkulose auf 1 Million. ——— Deutschland - - - - England.

Was die erste Frage betrifft, so ergibt der Vergleich der einzelnen Länder, daß eine Erhöhung der Sterblichkeit bei ihnen allen eintrat. Als Beispiel ist in der angefügten Kurve der Vergleich zwischen England und Preußen, deren Tuberkulosesterblichkeit ja durch Jahrzehnte ziemlich parallel verlief, angestellt. Was für England gilt, trifft auch für die neutralen Länder zu, und Österreich verhält sich ähnlich wie Preußen. Die Zahlen ergeben, daß in den blockierten Ländern die Zacke außerordentlich viel steiler verlief. Daraus folgt, daß es gemeinsame Ursachen gegeben hat und solche, die nur in den von der Blockade geschädigten Ländern darüber hinaus wirksam waren. Für Deutschland ergibt, wie die folgenden Tabellen 74 und 75 erweisen, die Untersuchung ganz erhebliche Unterschiede von Stadt und Land, und zwar besonders dort, wo, wie in

Süd- und Westdeutschland, in agrarischen Gegenden eine verhältnismäßig günstigere Versorgung mit Nahrungsmitteln in quantitativer und qualitativer Form vorhanden war als in den Großstädten von Mittel- und Norddeutschland. Was die Altersklassen betrifft, so zeigen sich recht beträchtliche Unterschiede, die aus der Tabelle 76 hervorgehen. Sehr lehrreich ist die ROSENFELDsche

Von je 100 000 Lebenden starben in Preußen an Tuberkulose im Jahre:

Tabelle 74.

	1913	1914	1915	1916	1917	1918	1919	Durchschnitt 1914—1918
in der Stadt	158,1	160,1	169,0	184,3	248,9	282,0	268,6	208,9
auf dem Lande . . .	116,5	118,8	121,6	132,7	164,6	181,2	165,1	143,8

Sehr auffallend war der Unterschied nach den Geschlechtern; in den Städten war die Zunahme bei den Männern größer, auf dem Lande bei den Frauen.

Während der Kriegszeit starben von je 100 000 Personen an Tuberkulose überhaupt:

Tabelle 75.

Im Jahre	Auf dem Lande		In den Städten	
	Männer	Frauen	Männer	Frauen
1914	175,8	145,1	116,2	121,3
1915	183,2	155,4	119,3	123,9
1916	192,3	176,7	126,5	138,8
1917	263,1	235,6	159,5	169,5
1918	288,5	277,1	174,6	187,6
Durchschnitt	220,6	198,0	139,2	148,2

Tabelle 76. *Von je 100 000 Lebenden der betreffenden Altersklasse starben an Tuberkulose.*

Lebensjahre	Männliches Geschlecht						Weibliches Geschlecht					
	1913	1914	1915	1916	1917	1918	1913	1914	1915	1916	1917	1918
0— 1	205,9	191,8	146,6	113,6	**211,6**	195,1	163,3	159,9	108,6	96,1	**185,6**	168,1
1— 2	136,6	126,9	121,7	127,1	192,4	**195,6**	121,9	117,6	109,2	116,4	177,2	**184,9**
2— 3	76,1	72,2	81,2	93,7	**147,3**	139,9	70,4	71,7	73,8	85,4	**155,4**	134,1
3— 5	57,2	48,1	53,2	67,6	88,7	**98,5**	55,8	52,9	64,3	71,6	92,4	**110,4**
5—10	38,2	37,9	39,6	44,4	59,4	**62,2**	46,4	44,2	48,8	57,8	77,0	**84,9**
10—15	37,1	38,7	39,4	51,3	59,9	**63,7**	62,2	64,2	72,2	82,7	102,8	**111,2**
15—20	114,6	127,0	138,4	160,9	233,5	**277,4**	141,6	143,3	161,1	180,8	237,3	**286,0**
20—25	177,4	191,3	203,1	204,9	294,8	**354,3**	176,6	185,2	194,9	216,4	269,1	**328,8**
25—30	180,2	184,2	202,2	192,0	262,6	**299,1**	207,3	213,0	227,0	247,3	299,5	**340,8**
30—40	174,0	176,7	177,3	175,2	230,7	**256,5**	178,1	186,4	191,6	218,8	263,1	295,2
40—50	207,2	214,0	216,8	232,2	276,3	**288,1**	145,3	148,8	155,2	180,7	231,6	**268,6**
50—60	251,8	247,6	258,5	282,7	342,4	**362,2**	137,4	131,8	139,8	166,3	206,1	**239,5**
60—70	258,5	261,6	277,8	300,9	347,7	**349,0**	175,6	173,5	170,4	190,4	221,0	**254,0**
70—80	178,5	162,7	173,5	184,6	**229,8**	227,3	137,8	131,2	144,2	161,1	187,9	**193,5**
über80	74,6	81,7	90,3	96,5	92,1	**113,3**	64,5	84,0	89,9	110,9	97,9	**124,1**

Tabelle 77 aus Österreich, die für die einzelnen Altersklassen die prozentuale Zunahme gesondert errechnet. Es zeigt sich, daß das weibliche Geschlecht insgesamt, namentlich in den berufstätigen Altern, besonders hart beteiligt

Tabelle 77. *Es betrug in den Jahren 1918—1919 die Zunahme der Sterbefälle der weiblichen Bevölkerung in Prozenten der Todesfälle der Jahre 1913—1914.*

im Alter	an Tuberkulose	an Lungentuberkulose
über 1—5 Jahre	26,7	97,1
5—10 „	95,3	175,6
10—15 „	115,2	118,0
15—20 „	107,5	107,8
20—25 „	81,0	82,8
25—30 „	48,6	42,5
30—35 „	51,5	53,5
35—40 „	68,2	75,1
40—45 „	129,7	122,1
45—50 „	117,2	107,1
50—55 „	144,2	132,8
55—60 „	152,2	160,3
60—65 „	126,8	123,8
65—70 „	136,4	138,5
über 70 „	96,1	108,4
Insgesamt	80,5	90,4

war, jenes Geschlecht, das in den verhängnisvollen Jahren der Tuberkulosesteigerung über seine Kräfte hinaus in den Arbeitsdienst eingestellt war. Sehr gut kamen die Säuglinge fort, die ja durch die Art der Rationierung und die Zunahme der natürlichen Ernährung in den letzten Kriegsjahren unter Ernährungsmangel kaum litten, und besonders schwer litten die jungen Leute jenseits des Schulalters, während die Älteren verhältnismäßig weniger steile Erhöhungen zeigten. Was die *verschiedenen Formen* betrifft, so stand natürlich im Vordergrund die Lungentuberkulose. Aber die Tabelle aus der Universitätshautklinik in Breslau (78), wie durch zahlreiche andere klinische Beobachtungen bestätigt wurde, und eine Tabelle aus schulärztlichen Erhebungen (79) zeigt eine enorme Zunahme der skrofulösen Formen der Tuberkulose, des Lupus und eine geringere von anderen langwierigeren Erkrankungen der anderen Organe außer den Lungen. Zur Frage, ob eine *Steigerung der Morbidität* oder eine *Verkürzung des Verlaufs, also ein verfrühtes Absterben* in Frage kommt, muß erklärt werden, daß höchstwahrscheinlich die Zahl der fortschreitenden Erkrankungen gestiegen war. Für das Kindesalter beweisen dies ja die früher schon erwähnten Untersuchungen von Umber, nach denen die Zahl der Pirquet-positiven mit fortschreitendem Prozeß und die Tödlichkeit der Erkrankten dieser Gruppe zugenommen hatte (Tab. 80). Aber für einen rascheren Verlauf sind die Zahlen von Rosenfeld, die er an der Wiener Ortskrankenkasse erhob, beweisend (Tab. 81). Wir haben also sowohl mit einer Zunahme der Erkrankungen, d. h. mit einer häufigeren Umwandlung schlummernder Fälle in fortschreitende wie mit einem rascheren Absterben zu rechnen. Das raschere Absterben ist verantwortlich für den steilen Absenkungsschenkel der Zacke, denn der positive Ast hatte unter den zahlreichen Kranken mit fortschreitender

Tuberkulose so stark aufgeräumt, daß in den nächsten Jahren sehr schnell die Zahl der dem Tode Verfallenen erschöpft war. Starben doch in jenen Jahren aus Nahrungsmangel an allen möglichen Erschöpfungskrankheiten auch außer der Tuberkulose die Insassen der Altersheime und der Irrenanstalten beschleunigt fort.

Tabelle 78.

Jahr	Lupus	Skrofulose, abszedierend	Lymphome des Halses
1913	268	12	—
1915	263	13	11
1916	296	19	20
1917	382	30	47
1918	459	68	6

Tabelle 79.

	1906/07	1917/18
Lernanfänger	35 481	23 429
Knochentuberkulose	155 (0,43%)	181 (0,77%)
Lungentuberkulose	461 (1,3 %)	563 (2,4 %)
Skrofulose	636 (1,8 %)	1 241 (5,3 %)

Es erwiesen sich als tuberkuloseinfiziert (Pirquetsche Reaktion +):

Tabelle 80.

	unter 600 Kindern vor dem Kriege %	unter 658 Kindern während des Krieges %
Säuglinge im 1.—3. Monat	—	2,4
„ „ 3.—12. „	5	7,8
Kinder im 2. Lebensjahr	12	23,0
„ „ 3. u. 4. „	32	25,0
„ „ 5. u. 6. „	33	50,0
„ „ 7.—10. „	47	56,0
„ „ 11.—14. „	56	66,0

Auf je 100 Mitglieder der Wiener Bezirkskrankenkasse kamen auf Tuberkulose:

Tabelle 81.

Jahr	Erkrankungen	Todesfälle	Letalität	Dauer in Tagen
1908	1,35	0,40	29,4	63
1909	1,31	0,36	27,8	66
1910	1,15	0,30	27,4	60
1911	1,19	0,31	25,7	59
1912	1,25	0,31	24,7	65
1913	1,70	0,37	21,9	64
1914	1,46	0,35	23,6	61
1915	0,91	0,36	41,8	55
1916	1,15	0,47	40,9	77
1917	1,41	0,59	42,1	64
1918	1,88	0,65	35,5	76

Wenn wir nun nach den *Ursachen* forschen, die in Betracht kommen könnten, so drängen sich von selbst drei auf. Die erste war die ungewöhnlich schwere Influenzaepidemie der Jahre 1818/19, die überaus lebensgefährlich verlief und eine ganz andere Altersbeteiligung aufwies als die des Jahres 1890, die sich an Schwere etwa mit der von 1918 messen könnte. Diese Influenzaepidemie war international. Es ist von besonderer Bedeutung, daß mit ihr eine sehr starke Zunahme der Sterblichkeit an Lungenentzündungen verbunden war. Über die Koppelung einer Influenzaepidemie mit einer Zunahme der Tuberkulosesterblichkeit, die nicht stets scharf in die Erscheinung tritt, ist schon früher abgehandelt worden. Gegen die alleinige Verantwortung der Influenza sprechen zwei Gründe. Der erste schwerwiegende ist der, daß die Zunahme der Tuberkulosesterblichkeit schon in die Erscheinung trat, ehe die allgemeine und schwere Influenzaepidemie ausbrach, und daß umgekehrt eine Beschleunigung der Tuberkulosesterblichkeit durch die Influenza natürlich noch nach dem Erlöschen der Grippeepidemie bemerkbar werden müßte, während dieses Mal die Kurve der Tuberkulosesterblichkeit ziemlich früh und steil absank. Der zweite Grund ist derjenige, daß außer der Influenza noch andere besondere Vorgänge auf fast alle Angehörigen von Deutschland und Österreich einwirkten, bei einer ungewöhnlich harten Lage der Bevölkerung, die durch den schweren Winter von 1917 noch erheblich gesteigert wurde. Wir vergessen schnell, aber jener Winter, in dem die Bevölkerung in elender Bekleidung im Freien stundenlang sich Nahrungsmittel erkämpfen mußte und den größten Teil des Tages in schlecht geheizten Wohnungen verbrachte, konnte nicht ohne ernsthaften Einfluß auf die Widerstandsfähigkeit eines schon infizierten Organismus bleiben. Die für die Steigerung der Tuberkulose am meisten ins Feld geführte Ursache ist der furchtbar ernste Mangel an Nahrungsmitteln nach Menge und Zusammensetzung gewesen. Es möge aus der damaligen Zeit die für einen gesunden Erwachsenen erforderliche Calorienmenge und die tatsächlich vorhandene, wie sie für eine ungewöhnlich lange Zeit zur Verfügung stand, gegenübergestellt werden (Tab. 82). Für den Einfluß der Nahrungsmittelnot auf die Zunahme der Tuberkulosesterblichkeit sprechen noch eine Reihe weiterer Gründe. Zunächst die

Tabelle 82.

Normalbedarf			Zur Verfügung Herbst 1916
Gesamtcalorien	etwa	3000 g	1344 g (30 g Eiweiß)
Mehlverbrauch	,,	320 g täglich	160 g
Fleisch		1050 g wöchentl.	135 g
Fett		60 g täglich	7 g

schon genannte Verschiedenheit zwischen schlechter genährten und besser versorgten Gegenden, dann die Körpermaße der wachsenden jugendlichen Bevölkerung, welche weit unter der Norm zurückblieben, das Auftreten anderer konstitutioneller durch Unterernährung herbeigeführten Erkrankungen, ferner das langsame Einholen der Einbuße bei der Jugend im Laufe der nächsten günstigeren Jahre. Eine neuere Arbeit von Georg Wolff, der als Schularzt durch Jahre hindurch das Wachstum und Gewicht der Schuljugend verfolgte, zeigt, daß diejenigen Jahrgänge, die in den Hungerjahren 1917—19 von hungernden

Müttern geboren waren und 1922/23 nochmals an Hunger leiden mußten, noch nach 6 Jahren bei der Einschulung ein deutliches Wachstumsdefizit gegenüber späteren Jahrgängen aufwiesen. Der schlagendste Beweis für den Einfluß der schlechten Ernährung auf die Zunahme der Tuberkulose ist aber das Verhalten im Jahre 1922/23. Damals gab es zwar schon Nahrungsmittel, aber sie waren so teuer, daß sie in genügender Menge für den Großteil der nicht selbst produzierenden Bevölkerung nicht annähernd ausreichend erschwinglich waren. Es setzte eine neue, wenn auch niedrigere Zacke der Tuberkulosesterblichkeit ein. Sie war aber ziemlich schnell vorüber, als mit Einführung der Rentenmark auf einmal wieder Nahrungsmittel, vor allem Fette, gekauft werden konnten. Mit dieser zweiten Sterblichkeitszunahme ging zugleich wie Abb. 4, S. 15 zeigt, auch die Letalität in die Höhe und blieb noch hoch, als die Sterblichkeit schon absank. Dieses plötzliche Einsetzen bei einer Krankheit mit so geringer Neigung zu Wellenerhöhungen wirft ein recht scharfes Licht auf die hauptsächliche Ursache, den Mangel an Menge und Zusammensetzung von lebenswichtigen Nahrungsmitteln, wie er gerade in der damaligen Zeit eintrat. Also eine richtige Hungersnot steigert die Hinfälligkeit gegenüber dem Tuberkelbacillus, sie läßt ihn dadurch für die Zellen des Körpers invasiver werden. Das zeitlich zusammenfallende Absinken verhältnismäßig schnell nach Besserung der Verhältnisse kann aber nicht mehr durch eine Abnahme der Erkrankungen bei langer Dauer, sondern nur durch ein Hinausziehen des körperlichen Verfalls erklärt werden.

Eine restlose Aufhellung der so ungewöhnlichen und so hohen Unterbrechung der sinkenden Tuberkulosekurve durch eine steile Zacke ist durch die obigen Ausführungen nicht geliefert. Es läßt sich nur annehmen, daß auch hier wieder mehrere Ursachen zusammengewirkt haben werden. Und gerade in diesem Schluß liegt wohl das lehrreichste an der genannten Erscheinung. Alle die im vorigen Abschnitt erörterten Einflüsse auf eine gesteigerte Gefährdung des einzelnen Lebewesens oder ganzer Gruppen mit besonderen Lebensbedingungen gegenüber dem Tuberkelbacillus vermögen, selbst wenn sie die Zahl der Opfer erhöhen, den gradlinig oder in langen niedrigen Wellen verlaufenden Gang der Tuberkulosesterblichkeit nicht nennenswert zu beeinflussen. Es muß erst zu einer Einwirkung auf außerordentlich große Massen der Bevölkerung oder auf ihre Gesamtheit kommen, und diese Einwirkung muß sogar noch durch das Zusammenwirken mehrerer Faktoren mit größter Intensität sich auswirken, ehe es zu so außergewöhnlichen, vielleicht einzig dastehenden Vorgängen kommt wie denjenigen, die wir in den Jahren 1917/19 erleben mußten.

Die säkulare Abnahme der Tuberkulose.

Die Abnahme der Tuberkulosesterblichkeit in der Mehrzahl der europäischen Länder, die in Deutschland etwa 1884 einsetzte, hat fast seit ihrem Beginn bis in die letzte Gegenwart die Tuberkuloseforscher und Epidemiologen beschäftigt und es ist wohl jeder Faktor, der etwa für diese Abnahme in Betracht kam oder kommen konnte, Gegenstand eingehender Untersuchungen geworden. Man zog namentlich wirtschaftliche und gesellschaftliche, insbesondere mit dem Beruf in Zusammenhang stehende Vorgänge heran, dann aber auch die unmittelbaren oder mittelbaren Folgen der großen medizinischen und hygienischen Entdeckungen, die sich in der Bekämpfung der Ansteckungsgefahr, in der Frühbehandlung, der gesteigerten Anstaltsversorgung und der Volksaufklärung auswirkten. Der Überbewertung eines jeden einzelnen Faktors folgte bald die Kritik. Wenn der eine die segensreichen Wirkungen der Sozialversicherung in den Vordergrund stellte, so war es leicht, seine Schlüsse durch Hinweis auf den stärkeren und früheren Abfall in solchen Ländern abzutun, in denen eine solche nicht bestand und wenn für Deutschland andere die Volksheilstättenbewegung als wichtigen Grund der Abnahme hinstellten, so genügte der Hinweis auf ihre geringe Ausdehnung und ihre Beschränkung auf die Frühstadien; aber auch selbst diejenigen Statistiker von Rang, die wie NEWSHOLME in einer vor zwei Jahrzehnten viel beachteten Arbeit unter Ablehnung anderer Gründe für ihr Land die Abnahme auf die Absonderung der fortgeschrittenen Fälle zurückzuführen sich bemühten, haben ebensowenig das Problem erschöpft. Von jener Arbeit von NEWSHOLME bleibt als heut noch geltender Kern der Zweifel an der Wirkung aller jener anderen gesellschaftlichen Faktoren, mindestens an ihrem alleinigen Anteil, die man dort damals geneigt war hervorzuheben. In der neuesten Zeit hat A. WEBER für Sachsen und besonders GEORG WOLFF in mehreren sehr gründlichen und umfassenden Arbeiten die Änderungen und Verschiebungen in den einzelnen Ländern im Zusammenhang mit der industriellen Tätigkeit untersucht und sind zu sehr bemerkenswerten Ergebnissen gekommen. Namentlich GEORG WOLFF hat seine Forschungen zu einer Folgerung verdichtet, die er in die Worte zusammenfaßt, daß die Tuberkulose nicht eine ansteckende Krankheit im Sinne der akuten Seuchen sei und deshalb auch gesundheitspolizeilich anders behandelt werden müsse. Von den Faktoren, die tuberkulosehemmend wirkten, spielten in erster Linie die sozialökonomischen und sozialbiologischen (Wohlstand, Ernährung, Familiengröße) und die ärztlich-therapeutischen im weitesten Sinne eine Rolle. In kritischer und eingehender Würdigung der Schwierigkeiten, aus dem Ursachenkomplex mittels einer einzigen Endziffer einen einzelnen Faktor herausgreifen zu wollen, worin er mit NEWSHOLME und RANKE einig zu gehen sich bewußt sei, sieht er im Stand der Tuberkulosesterblichkeit einen Maßstab für die *Höhe der hygienischen Kultur*. Die industrielle gewerbliche Tätigkeit wirke an sich im *Einzelfall* eher ungünstig auf den Verlauf der Tuberkulose, was auch die Sterblichkeitsstatistik nach dem Beruf erkennen ließe; aber ihre Schäden würden in den meisten Industrieländern überkompensiert durch die Folgen der Industrialisierung auf den Wohlstand der Länder und die Lebensführung der Bevölkerung, die bei der *Masse der Bevölkerung* zur Geltung kommen. Seither hat noch J. ZADEK über soziale Lage und Verlauf der Tuberkulose an einem kleineren klinischen Beobachtungsmaterial in einem Arbeiterbezirk in Groß-Berlin Untersuchungen angestellt mit dem speziellen Gesichtspunkt der Abhängigkeit des *Verlaufs* von der wirtschaftlichen Lage. Konstitutionelle und infektiöse Momente seien hauptsächlich an der *Entstehung* der Krankheit beteiligt, der soziale Faktor sei mindestens ebenso wie die beiden ersten für das gesamte Krankheitsentstehen verantwortlich, vorzugsweise aber und *entscheidend* am Krankheits*verlauf*. Für die Tuberkulose als Massenerkrankung sei die soziale Struktur allein ausschlaggebend. Weder die Entdeckung des Tuberkelbacillus noch die Heilstättenbewegung noch die soziale Gesetzgebung hätten in Deutschland den Rückgang der Tuberkulose in den achtziger Jahren bis zum Jahre 1913 zu Wege gebracht, sondern der wirtschaftliche und industrielle Aufstieg. Das ist ungefähr die gleiche Auffassung, wie sie in den Aufsätzen des jungen VIRCHOW von 1848—1850 zum Ausdruck kam; nur ist man heut beim Aufstieg zur noch sehr weit entfernten Höhe dieser allenfalls um eine oder einige Serpentinen näher gerückt; aber auch hier ist zu erwarten, daß im weiteren Streben nach dem endgültigen Ziele die Richtung zeitweise wieder entgegengesetzt sein könnte. Vor allem wird es die Aufgabe der nächsten Jahrzehnte sein, die Frage zu beantworten, warum die Tuberkulose noch stetig seit 1920 weiter absank und das auf einen Tiefpunkt, der ganz beträchtlich unterhalb desjenigen von 1913 lag, trotzdem seither der Wohlstand zerfiel, Wohnungsnot, Erwerbsnot, Sorgen einsetzten, das Aufsuchen von Heilstätten durch die unerschwinglichen Pflegesätze mindestens für Selbstzahler fast unmöglich wurde und die hygienische Kultur stark zurückging und mit ihr die Möglichkeit, die Gefährdeten und Erkrankten im bisherigen Umfang zu versorgen.

G. WOLFF hat seine Folgerungen aus einem ungewöhnlich vielseitigen und umfassenden Material gezogen, das er mit methodischer Sorgfalt durchgearbeitet hatte. Seine Schlüsse sind aber immerhin mittelbare und durch Ausschluß anderer Möglichkeiten, also indirekt gezogen. Zu unmittelbaren Ergebnissen gelangte GEISSLER in zwei vielbeachteten Aufsätzen. Er kam zu der Feststellung, daß in den von ihm bearbeiteten Bezirken die früher allgemein angenommene Tuberkuloseübersterblichkeit der Arbeiter heute nicht mehr vorhanden sei und daß an der Abnahme der gesamten Tuberkulosesterblichkeit diejenige der Arbeiterklasse den größten Anteil habe, daß aber der Grund nicht in einer Besserung der allgemeinen wirtschaftlichen Verhältnisse der Arbeiterklasse gesucht werden dürfe. Die sogenannte soziale Komponente der Tuberkulosesterblichkeit sei also keine einheitlich wirkende Kraft und der sozialen Gesundheitsfürsorge weist GEISSLER einen großen Anteil zu. GEISSLER stellt in seiner Tabelle für die einzelnen Berufe die leitenden Berufe und Selbständigen (a) den angestellten und mittleren Beamten (b) und den Arbeitern und arbeiterähnlichen Berufen (c) gegenüber und erhält für die Sterblichkeit an Tuberkulose (ohne Anstaltsinsassen ab) für 1928 folgende Werte:

a 10,87, b 8,01, c 10,16.

In der folgenden Tabelle 83 habe ich, um den Rückgang zu zeigen, die Zahlen von GEISSLER aus seiner Tabelle 94 mit denen nach der deutschen Berufszählung 1908 und den Ergebnissen bei der Leipziger Ortskrankenkasse aus der gleichen Zeit kombiniert. Schon diese Tabelle mahnt zu vorsichtiger Beurteilung. So wenig sich gegen die Zahlen sagen läßt, die GEISSLER für Baden und Bayern erhielt, so ist es fraglich, ob man sie verallgemeinern darf. So hat soeben KANTOROWITZ eine größere Untersuchung über die Sterblichkeit in England und Wales veröffentlicht, die als Ursache der Abnahme der beruflichen Sterblichkeit die Erhöhung des Reallohns und die gewerbehygienischen Reformen betrachtet. Die der Arbeit von KANTOROWITZ entnommene Tabelle 84 ergibt für die von ihm in 5 Gesellschaftsklassen eingeteilten Berufstätigen doch in der Indexberechnung sehr erhebliche Unterschiede. Allerdings behandeln GEISSLER und KANTOROWITZ verschiedene Kalenderjahre.

Tabelle 83. *Die an Tuberkulose aller Formen gestorbenen Erwerbstätigen nach Berufsgruppen auf 10000 Lebende der erwerbsfähigen Bevölkerung.*

Deutsche Berufszählung 1908		Leipziger Ortskrankenkasse 1908 nach MAYET		Badische Zählung 1926 nach GEISSLER
		m.	w.	
Landwirtschaft	16	19,5	—	4,0
Forstwirtschaft	—	—	—	15,6
Bergbau	15,4	—	—	8,3
Industrie der Steine	16,4	72,3	21,4	27,2
Eisengewerbe, Maschinenbau	22,4	20,7	40,4	16,4
Chemische Industrie	14,8	15,4	31,3	11,1
Textilindustrie	36,5	22,0	28,0	14,3
Papierindustrie	—	29,3	27,0	10,3
Leder, Kautschuk	—	28,0	14,1	13,3
Holzindustrie	18,0	25,5	22,6	16,7
Musikindustrie	—	32,9	16,0	—
Nahrungs- und Genußmittel	20,6	14,8	22,9	11,8
Bekleidungsgewerbe	36,5	33,5	23,5	17,3
Baugewerbe	—	17,4	43,5	14,9
Wasser, Gas, Elektrizität	—	16,5	—	5,1
Handel	26,5	24,1	9,9	5,2
Verkehrswesen	18,9	22,8	—	11,6
Gast- und Schankwirtschaft	30,1	20,5	9,7	7,3
Verwaltung, Kirchen	—	—	—	15,2
Häusliche Dienste	20,8	21,9	35,4	13,3

Die Tabelle 84 ergibt das Verhalten der Altersklasse gemessen an der Sterblichkeit an Tuberkulose der Atmungsorgane aller Beschäftigten und Zurückgezogenen = 100 für 1920—1923.

Tabelle 84.

Alter	Gesellschaftsklasse				
	I	II	III	IV	V
16—20	41	90	103	86	129
20—25	37	89	103	99	116
25—35	43	99	97	99	121
35—45	54	86	94	103	149
45—55	52	75	96	101	154
55—65	55	69	103	98	152
65—70	65	80	105	84	142
über 70	92	75	94	92	192

I Obere und mittlere Klassen, II Zwischenklasse, III Gelernte Arbeiter, IV Zwischenklasse, V ungelernte Arbeiter.

Man dürfte weiter kommen, wenn man diese rein sozialstatistisch aufgezogenen Betrachtungen doch durch einige mehr epidemiologisch gesehene Beobachtungen ergänzt. Besonders wichtig sind drei Tatsachen. Die erste geht dahin, daß die Abnahme der Tuberkulosesterblichkeit eine *Teilerscheinung* ist der Abnahme der Mehrzahl der wichtigsten und verbreitesten Infektionskrankheiten im gleichen Zeitraum. Eine gekürzte Tabelle, die ausreichend ist, um die Behauptung zu stützen, lautet für Deutschlands Sterbeziffern auf 100 000 Lebende:

Tabelle 85.

	Scharlach	Typhus	Diphtherie	Tuberkulose	Insgesamt
1876	61,3	45,8	103,6	372,1	2699
1881	62,8	40,4	102,0	344,5	2602
1890	20,3	16,1	109,2	301,7	2417
1900	24,0	11,3	27,7	222,6	2117
1908	17,9	5,1	25,1	192,5	1707
1927	1,0	3,0	7,0	109,0	1269

Und natürlich hat diese Abnahme der Infektionskrankheiten einen großen Anteil an derjenigen der Gesamtsterblichkeit, besonders bei ihren hohen Zahlen die Tuberkulose und das umso mehr, als eine Anzahl Organerkrankungen von großer Häufigkeit auf dem früheren Stand der Sterblichkeit verharrt sind. Und weiter ist diese langanhaltende und stetige steile Abnahme eine Erscheinung, die ihres gleichen nicht hat, seitdem wir über Zahlen zur Beurteilung der Sterblichkeitsbewegung verfügen. Es wäre aber ebenso verfehlt, daraus zu schließen, was naheliegt, daß dieser Abnahme eine gemeinsame Ursache zugrunde läge, wie im Gegenteil zu behaupten, daß ausschließlich ganz verschiedene Gründe bei jeder einzelnen Epidemie obgewaltet hätten. Verschwunden oder nahezu verschwunden sind schon vorher Fleckfieber, Pocken, Malaria, die lange durch Jahrzehnte vorher von Bedeutung waren, dann Trichinose, Wundinfektionskrankheiten, von Erkrankungen nicht tödlichen Charakters die Ophthalmoblennorrhöe, zugenommen haben die infektiösen Erkrankungen des Zentralnervensystems, unberührt geblieben ist die Influenza, wenig geändert haben sich Syphilis und Gonorrhöe; bei der ersteren ist erst seit kurzem eine weiteren Deutungen zugängliche Abnahme der frischen Infektionen eingetreten. Bei Pocken denkt man sofort an die Wirkung der Impfung, bei Trichinose an die der Fleischbeschau; die Abnahme der Wundinfektionskrankheiten und der Ophthalmoblennorrhöe darf auf rein therapeutische Maßnahmen zurückgeführt werden, das gleiche wurde lange für die Diphtherie geltend gemacht, während jetzt angesichts des Versagens der Serumtherapie in den schwereren Fällen diese Erklärung nicht mehr als allein ausreichend gilt. Das Absinken des Typhus und der Malaria wird auf die Abwässerbeseitigung, die Trinkwasserversorgung und Siedlungshygiene zurückgeführt, das Verschwinden des Fleckfiebers auf Hebung der Reinlichkeit. Es ist ohne weiteres ersichtlich, daß die Abnahme bald auf Senkung der Morbidität zurückzuführen ist, bald auf diejenige der Letalität, bald auf beides wie bei Diphtherie und Pocken. Von der Ursache der Abnahme des Scharlachs in Morbidität und Letalität wissen wir nichts. Daß außerdem auch, um doch einmal das Schlagwort zu übernehmen, die Hebung der hygienischen Kultur beträchtlich mitgewirkt hat, beweist überaus eindrucksvoll die Abnahme der Letalität der Masern ganz unabhängig von der Geburtenabnahme, die heut bei dem Überhandnehmen des Einkindersystems eine Hinauszögerung der Erkrankung in ein späteres Lebensalter und damit eine starke Herabsetzung der Lebensgefahr begünstigt. Trotzdem nahezu alle Menschen im Kindesalter an Masern erkranken und der Verlauf weder klinisch sich geändert hat, noch durch ein Heilmittel beeinflußt worden ist, hat die Mortalität sehr stark abgenommen. Wenn die Masernsterblichkeit des Jahres

1876 in deutschen Städten über 15 000 Einwohner gleich 100 gesetzt wird, so starben

1877—1900	107
1901—1905	79
1906—1911	66,7
1916—1920	25,4

Es starben im Deutschen Reich an Masern und Röteln

Säuglinge auf 10 000 Lebendgeborene		1 — 4 jährige auf 10 000 gleichaltrige Kinder	
1913	1926	1914	1926
22,6	13,2	6,7	4,5

Das beweist allerdings das Wirken eines allgemeinen Faktors außer Infektionsgröße, Hygiene und Therapie; für Scharlach ist schon vor Jahren PRINZING zu gleichen Schlüssen gekommen. Dieser Faktor jedenfalls ist dann auch für alle Infektionskrankheiten in entsprechender Höhe gemeinsam einzusetzen, also auch für die Tuberkulose. Und wir gehen wohl nicht fehl, wenn wir als an ihm beteiligt geänderte gesundheitliche Lebenssitten, Aufklärung und Erziehung der Bevölkerung, bessere ärztliche und pflegerische Versorgung annehmen, also das, was schon 1848 unter einer viel ungünstigeren Seuchenlage im Vergleich mit der Gegenwart VIRCHOW in die Frage kleidete: „Warum haben sowohl die einzelnen Krankheiten als die Epidemien bei uns einen weit milderen Charakter als im Mittelalter, wo Epidemie auf Epidemie folgte? *Nur deshalb*, weil Klassen der Bevölkerung zum Genuß des Lebens gekommen sind, welche damals fast ganz davon ausgeschlossen waren". Diese Antwort von VIRCHOW in ihrer allgemeinen Form hat etwas außerordentlich Einleuchtendes und bedarf in ihrer klaren Fassung keiner Auslegung. Sie findet sich ähnlich auch bei GEORG WOLFF. Nach der Auffassung einer Kombination eines allgemeinen Faktors mit anderen für jede einzelne Infektionskrankheit besonders geltenden Faktoren für die Abnahme werden wir also, da dieser allgemeine Faktor bei der Tuberkulose nicht das Gesamtergebnis deckt, noch auf der Suche nach diesen für sie allein geltenden Gründen zu beharren haben, aber in der Hebung der gesundheitlichen Kultur einen wichtigen Teilfaktor gelten lassen dürfen.

Die zweite wichtige Tatsache ist die des *ganz verschiedenen Zeitpunktes und Ausmaßes*, in dem der Rückgang einsetzte. Die Tabelle und die Abb. 14, S. 97, die England und Preußen in Vergleich setzt, zeigt die Unterschiede nach beiden Richtungen. Ja, wie die bekannten Tabellen des Reichsgesundheitsamts über den Rückgang der Tuberkulosesterblichkeit in den einzelnen Ländern der Kulturwelt zeigen, gibt es Länder, in denen die Abnahme überhaupt bis 1905 ausblieb, wie Frankreich, oder die Sterblichkeit sogar anstieg, wie Finnland und Irland. England ging Deutschland um etwa 15 Jahre voraus.

Die dritte Tatsache, die wenigstens für Deutschland festzustellen ist und die ebenfalls durch die Tabelle 15, S. 42 bestätigt wird, ist die der zeitlichen Unterschiede im Einsetzen der Abnahme in den verschiedenen Lebensaltern, von der die schon erwähnte ungleiche Beteiligung der Altersklassen im entgegengesetzten Abschnitt der Zunahme 1917—1919 etwa ein Gegenstück bildet. Eine während der Niederschrift erschienene Arbeit von WEISSFEILER bringt die Zahlen für Preußen und sucht eine Beziehung zwischen der Abnahme der Sterblichkeit der Säuglinge an Tuberkulose und der Geburtenabnahme zu konstruieren. Der Verfasser beruft sich hierbei auf die Arbeit von ROESLE im Archiv für soziale Hygiene und Demographie über die Alterstypen von Bevölkerungen und ihre Bedeutung; hier hatte ROESLE in Anlehnung an die Untersuchungen von SUNDBORG automatische Wechselbeziehungen zwischen der Quote der Kinder, Eltern und Großeltern feststellen zu können geglaubt, deren Gültigkeit jetzt auch WEISSFÜHR für die Kindertuberkulose beansprucht. Die Tabelle von WEISSFEILER lautet:

Tabelle 86. *In Preußen starben auf 10000 Lebende an Tuberkulose.*

	0 – 1	1 – 5	5 – 15	15 – 30	30 – 70	Lebend-geburten
1878	22,1	13,8	5,7	29,0	63,9	38,9
1900	22,8	10,4	5,6	21,8	34,9	36,8
1910	20,9	10,3	4,9	17,7	22,9	30,7
1913	18,4	8,4	4,6	16,6	19,1	28,3
1919	20,1	19,5	8,6	28,7	25,0	20,7
1925	13,3	7,0	3,1	14,3	13,3	21,3
1927	11,06	6,6	2,6	12,1	11,4	18,4

Wenn wir alle Tatsachen zusammenfassen, so ergibt sich, daß für die Abnahme der epidemischen und endemischen Infektionskrankheiten in der Tat im letzten halben Jahrhundert ein gemeinsamer Faktor einzusetzen ist, auf dessen Rechnung ein *Teil* der Abnahme kommt. Aber Ausdrücke wie hygienische Kultur, gesteigertes Verständnis und ähnliches sind reichlich allgemein und der Zusammenhang zwischen Wirtschaft und Gesundheit ist der einer *Kette* von Ursachen, deren letztes Glied stets wieder auf günstigere oder ungünstigere Bedingungen in der hygienischen oder prophylaktischen oder therapeutischen Versorgung des Erkrankten oder Bedrohten führt.

In den früheren Jahrhunderten bis in die Hälfte des vorigen wurden die städtischen Siedelungen und sogar Großstädte wie Hamburg und Kopenhagen von verheerenden Feuersbrünsten hart betroffen. Heute gelingt es die Brände zu lokalisieren. Kein Techniker führt das auf Hebung der Kultur, der Einsicht, des Wohlstandes zurück, sondern auf besondere technische Maßnahmen, deren Einzelheiten ich nicht beherrsche. Natürlich wird auch hier der gestiegene Wohlstand Anteil an der Durchführung der technischen Maßnahmen gehabt und die Forderungen der Feuerversicherung das Verständnis für Brandschutzmaßnahmen gesteigert haben. Noch vor sechzig Jahren herrschten die Wundinfektionskrankheiten in einem Umfang, daß viele heut leicht zu heilende, spontane und operative tiefere Verletzungen, besonders der inneren Organe, fast absolut tödlich waren. Damals hielt es VIRCHOW für besser, Wundkranke im Hause statt in der lebensgefährlichen Krankenanstalt zu versorgen und LISTER wollte die Krankenhäuser abbrennen lassen. A. HIRSCH spricht von epidemischem Auftreten von Erysipel und Panaritien. Heute ist nicht nur der Hospitalbrand verschwunden, die Pyämie, die Begleiterin *aller* ernsteren Verwundungen auf ein Mindestmaß beschränkt, sondern Antisepsis und Asepsis haben erst die operative Heilung einer großen Zahl häufiger Erkrankungen innerer Organe ermöglicht und dadurch einen erheblichen Anteil an der Abnahme der Gesamtsterblichkeit, wie der Verlängerung der Lebensdauer und der Berufsfähigkeit. Wenn aber die neueste Reichsstatistik darüber belehrt, daß auch 1926 von 1000 Krankenhausaufnahmen 31,5 auf Zellgewebsentzündungen und Panaritien kamen, gegen z. B. 26,1 von Krebs und 23 von Nierenkrankheiten, so zeigt das ein häufiges Unterlassen der Frühbehandlung durch fehlende Einsicht und Fürsorge mit den üblen Folgen späterer Berufsschädigung bei Phlegmonen und Panaritien der Finger, also das Mitspielen sozialhygienischer Mängel. Sonst aber bezweifelt hier wirklich niemand, daß der Fortschritt überwiegend ärztlicher Wissenschaft und ärztlicher Kunst zu danken ist. Beteiligt sind alle Zweige, der Pathologe, der das Fortschreiten des pyämischen Herdes beobachtet und auf vermehrungsfähige Kontagien schloß, der Anatom, der dem Chirurgen die Wege zeigte, der Bakteriologe, der Chirurg, der mühselig die beste Wundtechnik ausbaute und der Arzt, der die gelernte Technik gewissenhaft, so wie er sie gelernt hatte, ohne eigene Vermehrung zur Ausführung bringt, im Verein also der exakte Mediziner, der geniale Mann, der durch eine Intuition Zwischenstufen überspringt und der ärztliche Praktiker, der nichts will, als durch das erlernte technische Können dem Kranken helfen. Niemand aber bestreitet den unmittelbaren ursächlichen Zusammenhang zwischen Fortschritten medizinischen Erkennens und ärztlichen Könnens und dem Verschwinden der Wundinfektionskrankheiten. Bei den andern oben genannten Krankheiten, wie Pocken, Trichinose, Skorbut, Fleckfieber, Ophthalmoblennorrhöe, Typhus, Diphtherie, bei denen die Abnahme nicht geringer, oft größer ist als bei der Tuberkulose, waren es andere Erkenntnisse, aus denen sich Maßnahmen der Hygiene, Therapie, Prophylaxe, hygienische Technik ableiten ließen. Immer aber besteht unangezweifelt das Übergewicht dieser rein der Medizin entstammenden Hilfsmaßnahmen an dem erreichten Erfolg.

Es ist unerläßlich, die gleiche Frage für die Tuberkulose aufzuwerfen. Zuständig für die Beantwortung ist in erster Linie der Kliniker. Der Epidemiologe muß auch bei diesem Problem, das schon in der Einleitung als eines der wichtigsten hingestellt wurde, sich bescheiden, um nur auf allgemeine Gesichtspunkte, die für die Lösung in Betracht kommen, hinzuweisen.

Wirkung von Vorbeugung und Behandlung.

Bei den akuten epidemischen oder endemischen Infektionskrankheiten konnte die Frage der Abgrenzung von Vorbeugung und Behandlung verhältnismäßig einfach, wenn auch reichlich schematisch, beantwortet werden. Erfolge der Vorbeugung wirken sich in der Herabsetzung der *Morbidität*, Erfolge der Therapie in der Herabsetzung der *Tödlichkeit* aus; gemeinsames Ergebnis ist die Abnahme der *Mortalität*. Es ist früher eingehend begründet worden, daß diese drei Begriffe für die Tuberkulose ganz anders zu bewerten sind und daß hier ihre gegenseitigen Beziehungen viel komplizierter liegen. Über den Begriff des Zugangs und seiner Höhe könnte man sich verständigen; man könnte ja nach dem Lebensalter, z. B. im Kindesalter die Höhe der Pirquet-positiven Fälle ohne Rücksicht auf Progredienz oder bei planmäßigen Massenuntersuchungen Gefährdeter die gewonnenen Normzahlen einsetzen und verallgemeinern; man könnte sich, wie das nach Roesle in Oslo geschah, auf den Zugang von Kranken mit einem bestimmten klinischen Befund beschränken.

Jedenfalls darf man annehmen, daß bei der über längere Zeiträume sich erstreckenden Beharrlichkeit der Morbiditätskurve der Tuberkulose und der großen Zahlen stärkere Kräfte erforderlich werden, sie zu beeinflussen und die Maßnahmen auf weite Bevölkerungskreise nachhaltig auszudehnen als dies meist bei den akuten Infektionskrankheiten erforderlich ist. Ein Rückblick auf die säkulare Tuberkulosekurve zeigt, daß vor einem halben Jahrhundert und länger für einen tödlichen Tuberkulosefall im Intervall von etwa 3 Jahren mehr als ein einziger neuer in den Bestand eintrat, daß dann etwa von 1890 in Deutschland ein Gleichgewichtszustand einsetzte und daß seither steigend das Verhältnis sich verschob, so daß gegenwärtig an die Stelle von früher drei durch Tod oder Genesung aus dem Bestand ausgeschiedenen Tuberkulosefällen, die ja die Quelle neuer Übertragungen waren, nicht mehr drei, sondern nur noch ein neuer oder wenig mehr nachrücken. Es sind also gegenüber den Zeiten vor einem halben Jahrhundert sehr starke in beschleunigter Bewegung zunehmende Gegenkräfte im Werk, um die tatsächlich bis auf nahezu 100% angestiegene Infektion vom Erkrankten aus nicht zu einer fortschreitenden Erkrankung des Einzelnen und zu einer wachsenden Epidemie werden zu lassen. Mit dieser Feststellung dehnt sich sofort die Untersuchung von der Beschränkung auf die Schwankungen der Morbidität auch auf die gleichzeitige Einbeziehung derjenigen der *Letalität* aus. Auch bei diesem Faktor scheinen zunächst nennenswerte Unterschiede im endemischen Abschnitt nicht zu bestehen und wo sie vorhanden sind, mehr von Lebensalter und der Körperverfassung, als von gewollten Eingriffen oder von Umweltsverhältnissen abzuhängen. Und gerade das sind doch Faktoren, die schwer durch gewollte Maßnahmen beeinflußbar erscheinen. Diesem Bedenken muß die *Tatsache* gegenüber gestellt werden, daß in Wirklichkeit entgegen dem Schema durch Maßnahmen der Vorbeugung nicht nur die Morbidität, sondern auch die Letalität beeinflußt werden kann.

Gute Beispiele sind die Masern, die Tuberkulose und die Sommersterblichkeit der Säuglinge. Eine nähere Analyse ergibt aber, daß diese Wirkung nicht positiv, sondern negativ ist. Sie beruht auf besserer Erfassung der Frühformen, Verallgemeinerung der Pflege und Fürsorge und Ausmerzung von anderen Fehlern, ferner auf nachgehender Fürsorge, also im ganzen einfach auf Verfahren, die früher nur den zahlenmäßig in der Minderheit befindlichen wirtschaftlich gut gestellten Schichten zugänglich waren, die aber jetzt auch den gesundheitlich stärker bedrohten wirtschaftlich schwächeren Massen zu gute kommen. Für die heute nicht mehr vorhandene Sommersterblichkeit der Säuglinge läßt sich das ganz genau zeigen. In Sommerwochen von außerordentlich schwüler Witterung, wie das im Sommer 1911 der Fall war, konnte man nachweisen, daß die Zahl der an Magen und Darm Leidenden bei den in Fürsorge befindlichen Säuglingen nicht geringer war als in der wirtschaftlich gleichstehenden Bevölkerung der nicht befürsorgten Kinder, daß also die Morbidität die gleiche blieb. Durch Frühberatung und bessere Pflege aber war die Letalität gegenüber anderen Jahreszeiten bei den Fürsorgekindern nicht gesteigert, während die Übersterblichkeit der nicht in Fürsorge stehenden Kinder überwiegend auf den ungünstigeren *Ausgang* der Erkrankung zurückzuführen war. Vorbeugung und Gesundheitsfürsorge vermögen also nicht nur die Morbidität, sondern auch die Letalität im besonderen Sinne in großer Stärke zu vermindern. Bemerkenswert ist jedoch, daß es sich hier ausschließlich um Erkrankungen mit einer sehr hohen Morbidität durch Umwelteinflüsse handelt, während Änderungen der Letalität bei *Krankheiten mit geringerer Morbidität verhältnismäßig weniger leicht erreichbar erscheinen.*

Einigermaßen abweichend sind die Ergebnisse bei der Betrachtung der Wirkung der *Therapie* auf die *Letalität.*

Das Wort „curare", das die Aufgabe des Arztes als Therapeuten umfaßt, ist mit „heilen" unzulänglich übersetzt. Das schon vor dem Kriege geprägte Wort des „Heilarztes", dessen Gegensatz der „Sozialarzt" bilden soll, ist nicht nur sprachlich, sondern auch inhaltlich verfehlt. Gewiß gibt es Heilmittel, die symptomatisch oder kausal wirken, gewiß gibt es Heilverfahren und heilende Eingriffe, von denen ein Bruchteil lebensrettend wirkt und für die Erhaltung des Lebens gelegentlich allein in Betracht kommt. In der Mehrzahl der Fälle besteht die Tätigkeit des Arztes am Krankenbett des Einzelfalles aber in einer Summe verschiedener Maßnahmen, der arzneilichen Verordnung, der Pflege und Ernährung des Kranken, vor allem der Ausschaltung der schädigenden Nebenwirkungen, der Erhaltung der Mechanismen der spontanen Heilkräfte zur Wiedergewinnung der Leistungsfähigkeit nach der Erkrankung. Denn auch die Krankheit selbst folgt dem Grundsatz der Mechanik, daß eine durch äußere Kräfte einmal eingeleitete Bewegung sich unvermindert stark gleichgerichtet fortsetzt und erst durch entgegengesetzt gerichtete Kräfte zur Abnahme und zum Stillstand gelangt. Daß bei infektiösen Krankheiten gerade der Infekt selbst diese entgegengesetzt wirkenden Kräfte auslöst, ist bekannt. Ähnliches gilt bei nichtinfektiösen Krankheiten durch andere Regulierungseinrichtungen des Körpers. Jedenfalls ist mit dem Begriff der Anwendung eines Heilmittels oder des operativen Eingriffs die „kurative" Tätigkeit des Arztes nicht erschöpft. Man kann also nicht einmal dann, wenn zugleich mit der allgemeinen Anwendung eines neuen und wirksamen Heilmittels die Mortalität allein durch Abnahme der Letalität zurückging, behaupten, daß die ganze Größe des Zahlenwertes der Abnahme dem Heilmittel allein zuzuschreiben ist. Selbst ganz abgesehen von der dann häufigen Einrechnung auch leichterer Fälle, die den Nenner des echten Bruches der Letalität erhöhen und damit ihn selbst erniedrigen, spielt frühere Beachtung, bessere Versorgung und Pflege, Wegfall früherer unzweckmäßiger Behandlungen zahlenmäßig eine nicht zu unterschätzende Rolle. Auch die zahlenmäßig außerordentlich hoch ins Gewicht fallende Herabsetzung bei Verwundungen und Operationen durch die aseptische Behandlung ist letzten Endes doch durch den Wegfall früherer Fehler nach der Erkenntnis von deren Ursachen herbeigeführt, so daß z. B. für die Unfallverletzungen der Fall vorliegt, daß trotz enormer Zunahme der Morbidität die Tödlichkeit so steil absank, um sogar die Mortalität zu erniedrigen. Nur unter dieser weiteren Fassung des Begriffs der Behandlung wird die zahlenmäßige Erfassung des Einflusses der Behandlung auf die Erkrankungs- und Sterblichkeitsvorgänge bei der Tuberkulose möglich.

Faßt man also die kurative Tätigkeit des Arztes weiter, zieht man die Erfolge der vorbeugenden Heilkunde, also der Wirkung der durch die Sozialversicherung ermöglichten schnellen sachverständigen Hilfe und der Gesundheitsfürsorge in die Therapie mit ein, berücksichtigt man, daß eine erfolgreiche und ausgiebige Wiederherstellung aller Funktionen bei einer überhaupt nicht oder nur in geringem Maße tödlichen Erkrankung eines früheren Lebensalters die Zahl und die Schwere von Abnutzungserkrankungen in einem weit älteren Lebensabschnitt und unter ganz anderen klinischen Erscheinungsformen erheblich verringern kann, so gelangt man erst zu einer richtigen Bewertung der Wirksamkeit der Heilkunde für die Herabsetzung der Krankheitsletalität. Nur darf man sich nicht ängstlich an den klinischen Krankheitsbegriff und an den gerade behandelten Krankheitseinzelfall binden. Man wird also nicht nur die Beeinflussung der Letalität z. B. von Scharlach, Unterleibstyphus oder Ruhr durch bestimmte Heilverfahren während der Dauer des Erkrankungsabschnittes zu betrachten haben, sondern die Lebensdauer und berufliche Lebenstätigkeit zweckmäßig behandelter Gruppen den Ergebnissen früherer heute überwundener Heilmethoden gegenüberzustellen haben. Noch viel stärker gilt das für chronische Infektionen wie Syphilis und Tuberkulose, dann aber ist das Maß nicht nur die Letalität der spezifischen Erkrankung im Vergleich mit anderen Fällen gleicher Art in einem bestimmten Zeitabschnitt, sondern die *Absterbeordnung* nach der Sterbetafel einer ganzen Generation gleichzeitig Geborener, in der ein zahlenmäßig bekannter Bruchteil einer bestimmten Krankheit anheimfiel, und zwar unter Aufbau einer Sterbetafel, die in Anlehnung an die große Absterbeordnung gerade die betrachtete Krankheit berücksichtigt, wie dies früher unter Hinweis auf die Arbeit von FREUDENBERG geschah.

Bei der älteren Betrachtungsweise, bei der eine einzelne spezifische Erkrankung nur während eines bestimmten Zeitraumes, desjenigen der Behandlung selbst, betrachtet wird, gibt es zwar einige sehr wichtige Beispiele einer starken Herabsetzung der Letalität durch Heilmittel, wie z. B. bei der Malaria, der malignen Syphilis, der Paralyse, der Diphtherie u. a. m. Aber bei Krankheiten mit geringer Letalität wie Scharlach, Typhus, Ruhr scheint die kurative Tätigkeit in den letzten Jahrzehnten nicht viel mehr gebessert zu haben. Es wird sogar von ganzen Epidemien der genannten Erkrankungen der Satz als selbstverständlich ausgesprochen, daß es viel wichtiger erscheint, die Zahl der Erkrankungen herabzusetzen als eine an sich schon niedrige Letalität um weitere Prozente vermindern zu wollen. Der Grund für die eigenartige Erscheinung, daß bei *hoher* Morbidität und Letalität beide Werte leichter herabgemindert werden können, als bei *niedriger,* ist aber wohl in einer besonderen Erklärung zu suchen. Die Wahrscheinlichkeit, von einer Krankheit, die weit verbreitet ist, leichter befallen zu werden und zugleich ihr leichter zu erliegen, ist durch eine große Reihe verschiedenwertiger Einflüsse bedingt, und zwar solcher, die leicht zu ändern sind, und solcher, deren Abwendung fast außerhalb der Möglichkeiten ärztlicher Kräfte liegt. Zu letzteren gehören zuerst Einflüsse des Lebensalters und der erblich überkommenen Anlage, also *genotypische* Bedingungen. Dazu gehören weiter Einwirkungen der kulturellen und wirtschaftlichen Umwelt der jeweiligen Zeit und Unterschiede der einzelnen Wirtschaftsgruppen in Krankheit und Hinfälligkeit, also phänotypische oder, wie man heute sagt, peristatische Einwirkungen. Dazu gehören schließlich Folgen der Symbiose von Krankheitserreger und Wirtsorganismus, die sich bei den einzelnen Völkern je nach Dauer und Intensität dieser Symbiose herabsetzend auf die Letalität auswirken. Seuchen zugleich mit hoher Morbidität und Letalität sind fast stets solche, bei denen die *phänotypischen,* also vermeidbaren Schädigungen eine starke ungünstige Wirkung ausüben oder solche, bei denen es noch nicht durch Jahrtausende alte Symbiose von Parasit und Wirt und Auslese zu einer Anpassung gekommen ist. Bei Seuchen mit niedriger Morbidität und Letalität ist zugleich die Anpassung an den symbiotischen Parasiten weit gediehen und die Einwirkung phänotypischer Schädigungen nur noch auf einen Bruchteil der besonders durch Umwelteinflüsse gefährdeten Bevölkerungsschichten beschränkt. Ist dieser Zustand einmal erreicht, so ist es nicht mehr leicht, auch mit neuen, wirksamen kurativen Methoden erhebliche Ausschläge nach unten zu erzielen. Sie werden dann oft schon durch geringe Steigerungen in der Intensität der Krankheit überkompensiert, und die Letalitätszahlen liegen durch die Zufälligkeit der Größen rechtzeitiger Erkennung und Behandlung und ausgiebiger nachgehender Fürsorge allzusehr im Bereich des mittleren Fehlers. Bei manchen akuten Infektionskrankheiten besteht daher sogar ein Antagonismus zwischen Morbidität und Letalität, der für die Auslesefrage in der allgemeinen Epidemiologie von größerem Interesse ist. Da dies für die Tuberkulose nicht zutrifft, so liegt kein Anlaß vor, hier darauf einzugehen.

Nun hat aber im Schrifttum in den Beziehungen von Morbidität und Letalität eine andere Gegenüberstellung von Therapie und Vorbeugung eine Rolle gespielt, die nur für übertragbare Krankheiten Geltung haben konnte. Man hat bei der Einführung neuer Heilverfahren die Ansicht verfochten, daß solche nicht nur den Erkrankten des Einzelfalles heilen, sondern durch die Anwendung der Massentherapie auch die Epidemie als solche zu beseitigen in der Lage seien. Logisch ist dies zunächst dann denkbar, wenn die sonst gefährliche Krankheit harmlos wird, wenn die Letalität abnimmt, also der schon erörterte Zusammenhang der Beziehungen von Therapie und Letalität vorliegt.

Tatsächlich hat auch BEHRING nach Einführung der Serumtherapie seine Hoffnung auf Behebung der Diphtheriegefahr mit dem Harmloswerden der Erkrankung begründet. Theoretisch ändert daran nichts, daß die Hoffnung, die BEHRING und andere an die Wirksamkeit der Therapie durch passive Immunisierung knüpften, sich nicht erfüllte, und daß er als der erste, wie heute die Mehrzahl der Hygieniker, den Ausbau auch der Vorbeugung bei Diphtherie forderte. Weiter aber wurden nach Einführung des KOCHschen Tuberkulins für die Tuberkulose und später nach Anwendung des Salvarsans gegen die Syphilis die Erwartungen ausgesprochen, daß es gelingen werde, auf dem Umweg über die Therapie des Einzelfalles die Epidemien, d. h. also die Verbreitung durch Übertragung von Mensch zu Mensch erfolgreich zu bekämpfen. Das hat zur Voraussetzung, daß entweder das Heilmittel das Kontagium vernichtet, wie das bei der Scabies der Fall ist, oder das kontagiöse Stadium, d. h. den Zeitabschnitt des Ausscheidens infektionstüchtiger Krankheitsprodukte erheblich verkürzt. Das ist bei der Syphilis im gewissen Umfang möglich; daher hat auch JADASSOHN die Abnahme der frischen Syphilis in den letzten Jahren in Verbindung mit der Ausdehnung der Salvarsanbehandlung zu bringen versucht. Bei der Tuberkulose wäre ernstlich daran zu denken, daß die Ausdehnung der chirurgischen Behandlung bei offener Lungentuberkulose auf die Dauer, Intensität und Extensität der Ausscheidung infektionstüchtiger Krankheitserreger mindernd einwirken und damit auch die Gefahr der Ausdehnung der Epidemie verringern könnte. Sonst aber liegt bei der Tuberkulose für die Beziehungen zwischen Therapie und Morbidität nichts sicher. Ein wirksames Heilmittel, das zahlreiche Phthisiker mit schwerem Darniederliegen als Arbeitsfähige für längere Zeiträume dem Verkehr in der Umwelt wiedergibt, würde sie in relativ gesunde Dauerausscheider verwandeln, von denen dann umgekehrt durch die Besserung eine Steigerung der Morbidität zu erwarten wäre.

Wenn man diese Frage aus der Deduktion in die Praxis überführt, so habe ich vor längeren Jahren an dem Beispiel der Krätze auf die bei ihr entscheidenden Faktoren hingewiesen. Die Krätze ist wenige Tage nach erfolgter Übertragung dem Erkrankten wahrbar, sie überträgt sich ausschließlich von Mensch zu Mensch, ihr Erreger ist fast mit bloßem Auge sichtbar und leicht zu treffen; die Therapie ist einfach, billig und nicht mit Berufsstörungen verbunden und sie heilt die Krankheit, indem sie den Erreger vernichtet. Und dennoch, trotzdem die Behandlung viele Jahrzehnte bekannt ist, muß heute die Krätze noch als eine der häufigsten und verbreitetsten übertragbaren Krankheiten bezeichnet werden.

Die einzige unerläßliche Voraussetzung für einen epidemiologischen Erfolg bei der Tuberkulose durch Vorbeugung und Behandlung ist also *Frühdiagnose, Frühbehandlung* und *Massenbehandlung.* Bei der Tuberkulose der Erwachsenen, die für Monate ihnen unbewußt bleiben kann, sind daher die Aussichten der Durchführung einer Frühbehandlung ohne besondere Maßnahmen zu gering, um von ihnen einen Einfluß auf die Verbreitungsgefahr erwarten zu dürfen, und die gleiche Resignation gilt für die Massenbehandlung, die ja wegen der Rezidive eine ganz außergewöhnlich große Ausdehnung erfahren müßte.

Da die Tuberkulose in allen Altersklassen zugleich sehr hohe Morbiditäts- und Letalitätszahlen auch heute noch aufweist, so liegt hier ein Fall vor, bei dem *sowohl* durch *Maßnahmen der Prophylaxe,* wie durch solche der Therapie noch große Aussichten auf weitere Erfolge bestehen; doch muß man gerade hier die Begriffsbestimmung recht weit fassen und nicht auf rein chirurgische, pharmakologische und physikotherapeutische oder antibakterielle Maßnahmen beschränken.

Aus den Beobachtungen, noch mehr aber aus den eben vorausgeschickten Bemerkungen ergibt sich, daß eine scharfe Trennung zwischen Vorbeugung und Behandlung nach Ursache und Wirkung besonders bei der Tuberkulose nicht durchgeführt werden sollte. Gerade hier gilt für diejenigen Teilfaktoren, die in Betracht kommen, die Tatsache, daß sie in Zunahme und Abnahme bald mehr durch die eine, bald mehr durch die andere Maßnahme, meist aber durch beide gleichzeitig in verschiedener Stärke beeinflußbar sind; es ergab sich weiter, daß außer dem Prozentsatz der Erkrankungs- und der Tödlichkeitsziffer noch ein dritter Maßstab, der Einfluß von Vorbeugung und Behandlung auf die *Dauer* der Erkrankung berücksichtigt werden muß, die wieder, und zwar in verschiedener Richtung auf die Mortalität rückwirkt. Es wurde betont, daß für Morbidität wie für die Tödlichkeit und für die Dauer genotypische und peristatische sich summierend in Betracht kommen. Nach den Feststellungen der Erblehre ist von therapeutischen Erfolgen gegenüber genotypischen Hinfälligkeiten nicht viel Erfolg zu erwarten; dem Vorschlag, bei den Masern das genotypisch gefährdete Alter der ersten Lebensjahre durch Hinausschieben der unausbleiblichen Infektion auf spätere Lebensjahre zu schützen, ist der andere Vorschlag gleichartig, die Kinder in den ersten Lebensjahren aus der engen Wohngemeinschaft mit Angehörigen, die an offener Tuberkulose leiden, hinaus zunehmen. Er beweist das resignierte Zugeständnis, daß wir an vorbeugenden Maßnahmen über Besseres nicht verfügen. Die Bestrebungen der aktiven Immunisierung können zu den vorbeugenden Maßnahmen gegen genotypische Hinfälligkeit gerechnet werden. Sie sind selbst bei dem besten Vorbild, der Schutzpockenimpfung, zeitlich begrenzt, bei zahlreichen anderen akuten Infektionskrankheiten recht zweifelhaft. Für die Tuberkulose nehmen die deutschen Forscher, gestützt auf die starken Gründe, die Uhlenhuth wiederholt beibrachte und zuletzt auf der Tuberkulosetagung in Oslo wiederholte, an, daß eine nachhaltige aktive Immunisierung auch durch abgeschwächte lebende Bacillen nicht erreichbar sei. Heute neigen die Immunitätsforscher überwiegend zu der Annahme, daß es möglich sei, durch vorbeugende oder therapeutische Maßnahmen nur die individuelle, nicht spezifische Resistenz zu erhöhen, in deren Herabsetzung der Grund für die persönliche Hinfälligkeit gesucht wird. Eine wirkliche Besserung der genotypischen Lage bei der Tuberkulose kann nach dieser Auffassung nur durch die Auslese erreicht werden, die mit zahlreichen Opfern und überaus langen Zeiträumen arbeitet und auf die zu rechnen für den Vertreter der öffentlichen Gesundheitspflege jedenfalls weniger erfreuliche Ausblicke gibt. Ein um so dankbareres Arbeitsfeld bietet sich in der Bekämpfung und Beseitigung der unhygienischen Umwelteinflüsse, deren Vielseitigkeit in den früheren Ausführungen zur Genüge gekennzeichnet ist.

Bei dem Vergleich der Möglichkeiten gegenüber den einzelnen Formen der übertragbaren Krankheiten wurde betont, daß es um so schwieriger ist, hier erhebliche Erfolge zu erzielen, je niedriger der Prozentsatz der Letalität ist, und es wurde daraus a priori geschlossen, daß von allen derartigen Erkrankungen gerade für die Tuberkulose in unserem Zeitalter außerordentlich wirkungsvoller hygienischer Fortschritte doch große Aussichten bestehen, hier noch erheblich weiter zu kommen. Es muß dem Kliniker, nicht dem Epidemiologen vorbehalten bleiben, die einzelnen *therapeutischen* Möglichkeiten zu würdigen, einschließlich der vielversprechenden Wirkungen der chirurgischen Behandlung für Verlängerung des Lebens und der Arbeitsfähigkeit, sowie der Bestrebungen durch Ernährungstherapie der fortschreitenden Erkrankung Einhalt zu tun. Allenfalls kann der Epidemiologe nach Analogieschlüssen auf die Möglichkeit hinweisen, daß auch eine vielleicht schon bekannte, aber noch nicht in ihrem Heilwert für die Tuberkulose entdeckte Substanz, oder eine synthetisch gewonnene chemische Verbindung einmal als therapeutisch wirksam gefunden wird wie die Arsen- oder Antimonpräparate bei den Spirochäten. Der Ausblick der Epidemiologen erstreckt sich aber mehr auf die Möglichkeiten der *Vorbeugung*. Diese umfassen sowohl die Verhütung überhaupt zu erkranken, wie in höherem Maße die Verhütung der Ausdehnung der Infektion zur fortschreitenden Erkrankung.

Das Kausalitätsbedürfnis, das uns alle beherrscht, schließt zunächst elementar, daß hier Erfolge nur möglich sind, wenn man diejenigen Faktoren, die man als *primäre Ursachen* erkannt hat, beseitigt. Das führte zu dem verbreiteten Dogma, das die Politiker leitet, zu dem sich aber auch viele politisch eingestellte Ärzte bekennen, die Tuberkulose sei *nur* durch Beseitigung wirtschaftlicher Notstände, der Wohnungsnot, der Armut mit ihren Folgen zu bekämpfen. Die Vertreter dieser Auffassung haben nur das erste Glied in der Ursachenkette des Zusammenhangs von Wirtschaft und Gesundheit im Auge und gerade dasjenige, das außerhalb des Bereichs ärztlich hygienischen Wirkens liegt. Dieses Dogma ist nicht nur falsch, sondern auch schädlich, denn es führt schlechterdings zum Verzicht, aber zu einem nicht nötigen, und es führt zum Ausschluß der Ärzte, der berufensten Kämpfer gegen die Tuberkulose. Diese stellen fest, daß die Grenze, bei der durch Zusammenwirken biologischer und gesellschaftlicher Faktoren die persönliche Resistenz überwunden wird, durch die allerverschiedensten Kombinationen erreicht werden kann. Die Wirkung dieser Durchbrechung ist stets die Progredienz der ruhenden Infektion, also ein biologischer Vorgang, der durch biologische Methoden festgestellt werden muß. Die Gruppe derjenigen Ärzte, die sich vor einigen Jahrzehnten als Sozialhygieniker bezeichneten und die im Gegensatz zur damals herrschenden rein kontagionistischen Schule die Ursachenkette über die rein biologische „Ursache" den lebenden, Krankheitserreger, auch auf die gesellschaftlichen begünstigenden Faktoren ausdehnten, haben es für nötig gehalten auf Grund ihrer Feststellungen im Kampf gegen die Tuberkulose auch alle Kreise außerhalb der Medizin mit ihren Folgerungen vertraut zu machen, die mit ihnen an der Abwehr der Volkskrankheit interessiert waren. Aber sie haben niemals beabsichtigt, die Führung und die Wahl der Abwehrmaßnahmen dem Sozialpolitiker und Wirtschaftspolitiker zu überlassen. Sie haben weiter die Hauptfrage, die dem Nichtfachmann als eine einfache Gleichsetzung von Ursache und Wirkung erscheint, in mühevoller Einzelforschung gemeinsam mit den Klinikern, Experimentalforschern und Pathologen in ihre Teile zerlegt, indem sie die Wirkung der Infektion von der einfachen Erörterung der Entstehung auf Verlauf, Dauer und Ausgang erweiterten. Und sie haben eifrig den Kampf durch Ausbau des Fürsorgewesens auf hygienisch-medizinischer Grundlage organisiert. Ihre einfachen Grundgedanken sind frühzeitige Ermittlung durch möglichst umfassende Untersuchung aller bedrohten Personen und Anwendung derjenigen Maßnahmen, der Pflege und fachärztlichen Versorgung, und nachgehenden Fürsorge, welche diese gefährdeten oder schon erkrankten Personen in eine günstigere Gefahrenklasse heben.

Das ist ein erreichbares Ziel. Epidemiologisch auswertbare Ergebnisse kann es erst dort haben, wo es als Massenwirkung auftritt. Die drei Stadien, die man in einer Arbeit von 70 Jahren erreichte, waren die folgenden: 1. Die Erkenntnis, daß die Tuberkulose der Lungen unter gewissen Bedingungen heilbar sei, in Umstoßung der alten Auffassung von der absoluten Tödlichkeit der damals in einem viel zu späten Stadium gewürdigten Schwindsucht. 2. die stark betonte Forderung, daß die Methoden der Heilung, die in ihren ersten Formen das Vorrecht der Begüterten waren, als Volksheilverfahren der weit größeren Zahl der Bedrohten aus der Gruppe der wirtschaftlich schlechter Gestellten zugute kommen müssen und zuletzt die ganz neue von den Führern der Tuberkulosefachärzte, an deren Spitze Bräuning, Redecker, Ickert, Kayser-Petersen u. a. mit unermüdlicher Werbung stehen, aufgestellte Forderung der planmäßigen Durchuntersuchung und Beobachtung ganzer Gruppen der Bevölkerung nach Alter und Beruf unter Anwendung aller sorgfältig heranzuziehenden Hilfsmittel ärztlicher Diagnostik. Daß diese Hilfsmittel, die dem heutigen Arzt zur Verfügung stehen, zu der Höhe gelangt sind, die sie für den geforderten Zweck brauchbar gemacht hat, ist das Ergebnis mühevoller Forschertätigkeit und ärztlicher Arbeit, an dem wieder sämtliche getrennt arbeitenden Fachrichtungen beteiligt waren, der Experimentalforscher, der pathologische Anatom, der Epidemiologe, der Kliniker, der Röntgenologe und der Fürsorgearzt; es geht schlechterdings nicht an, einer einzelnen Richtung das größere Verdienst zuzubilligen. Wenn die gegenwärtige Generation von Tuberkulosefachärzten über den Standpunkt ihrer Vorgänger hinauskommen wird, so darf sie nicht vergessen, daß die von ihnen Überholten ein Stockwerk erst geschaffen haben, von dem aus sie weiterbauen konnten. Aber immer wieder waren am Fortschritt gleichermaßen beteiligt der „Mediziner" wie der „Arzt". Das Hauptverdienst fällt zuletzt immer denjenigen zu, der mit Energie und begeistertem Wollen das für richtig Erkannte auch zur Tat macht. Aber diese Tat wird nur dann eine nutzbringende sein, wenn dieser Führer sich nicht nur auf Intuition verläßt, oder gar auf Wunder, sondern wenn er sicher wurzelnd nur von der Grundlage der wissenschaftlich aufgestellten Zusammenhänge ausgeht.

Auch die Arbeit des Epidemiologen gehört ins Bereich der Schaffung der wissenschaftlichen Grundlagen. Ihre Feststellungen werden oft genug dem Gesundheitspolitiker wie dem Fachmann wertvoll sein können. Aber ebenso oft wird der Epidemiologe zurückschauend erst auf der Arbeit des Forschers und des Klinikers seine Folgerungen und Schlüsse aufbauen können und deshalb nie vergessen, welchen Dank er bei seinen Arbeiten diesen Fachgenossen schuldet.

Zusammenfassung.

Zur Begründung der in der vorliegenden Abhandlung aufgestellten Sätze konnte ein großer Teil des statistischen Materials den Feststellungen der letzten Jahre entnommen werden. Viele dieser wichtigen und umfassenden Untersuchungen stammen zudem aus den Arbeiten von Praktikern, deren Haupttätigkeit auf dem Gebiete der Diagnostik, Klinik, Therapie und Vorbeugung der Tuberkulose liegt. Man darf aus dieser Tatsache das bestehende starke Bedürfnis nach einer epidemiologischen Behandlung der Tuberkuloseprobleme entnehmen. Dank dieser vielseitigen Untersuchungen wächst das Tatsachenmaterial für die Erörterung spezieller Fragen. Es schien aber gegenwärtig noch Zurückhaltung geboten und die Ausführungen beschränken sich daher auf die Erörterung allgemeiner Probleme mit besonderer Berücksichtigung der Methodik. Dem Bedürfnis des Praktikers, der auch über die wichtigsten Feststellungen der speziellen Epidemiologie vollständig unterrichtet sein will, ohne auf andere Darstellungen verwiesen werden zu müssen, wurde dadurch Rechnung getragen, daß für alle Zusammenhänge in Tabellen oder Kurven unter Verzicht auf handbuchgemäße Vollständigkeit Beispiele herangezogen wurden, meist mit Benutzung der neuesten Zahlen; bei der Auswahl wurden entweder einwandfreie tatsächliche Feststellungen gebracht oder etwa notwendige Kritiken gegenüber zu weit gehenden Folgerungen angeschlossen.

Es bedurfte zuerst einer eingehenden Darstellung der für die Messung der Krankheitsbewegung und Sterblichkeitsbewegung bei der Tuberkulose gebräuchlichen Methoden. Zunächst war es notwendig, die für diese Krankheit angewandten Messungen in ihrem Ergebnis mit den bei anderen akuten endemischen Infektionskrankheiten erreichbaren Schlüssen zu vergleichen. Es ergab sich hierbei, daß die drei bei letzteren ausreichenden Maße, die der Mortalität, Morbidität und Letalität, für die Tuberkulose nicht genügen. Es stellte sich vielmehr als notwendig heraus, noch einen vierten Maßstab heranzuziehen, der die Veränderungen im *Bestand* untersuchte und es ergab sich hierbei, daß diejenigen Einflüsse, welche in den Gang der Tuberkulosebewegung eingreifen, besonders in Zustandsänderungen dieses Bestandes zum Ausdruck kommen, die auf Zugang und Abgang rückwirken und deren Energie im Bestand selbst „gedämpft“ wird, d. h. eine Verzögerung erfährt.

Da das Ziel aller epidemiologischen Untersuchungen dahingeht, kausale Beziehungen zwischen Einwirkungen der belebten und unbelebten natürlichen Einflüsse sowie der gesellschaftlichen, wirtschaftlichen und kulturellen Vorgänge auf das Steigen und Fallen der Tuberkuloseausdehnung zu untersuchen, war die erste Aufgabe die, das Verhalten der Tuberkulosesterblichkeit insgesamt in demjenigen Zeitraum zu untersuchen, der unserem heutigen Ausgangspunkt der Schaffung einer brauchbaren amtlichen Tuberkulosestatistik vorausging. Dieser fiel in die Zeit von 1870—1880 und die meisten epidemiologischen Arbeiten rechnen erst von da ab. Trotz aller großen Fehlerquellen ergab sich aus dem vorhandenen Material des zurückliegenden Zeitabschnitts, daß die Tuberkulose der Lungen früher erheblich viel mehr Opfer forderte, als selbst um 1870—1880, wo sie doch fast das Vierfache der heut beobachteten Sterbezahlen hervorrief. Diesen Zeitpunkt kann man aber um 1780—1860 ansetzen. Glaubwürdige Mitteilungen zeigen, daß am stärksten die eben entstehenden städtischen Großsiedlungen und industriellen Mittelpunkte, viel weniger aber ländliche Bezirke und kleinstädtische Siedlungen betroffen waren. Das Entstehen der Großstädte, noch ohne die technischen Möglichkeiten einer Abwehr gesundheitlicher, aus der Massenanhäufung entstehender Gefahren, führte ja gleichzeitig in denselben Massenanhäufungen zu starker Vermehrung von epidemischen Infektionskrankheiten ganz anderen Charakters, genau so wie im

Mittelalter die Gründung der mit Wällen umgebenen, von der ländlichen Nahrungsmittelversorgung während des Winters abgeschlossenen Städte zu heut verschwundenen Epidemieformen geführt hatte. Wie die Tuberkulosesterblichkeit sich vor dem Zeitraum des Entstehens der Großstädte und der Industrie verhielt, dafür fehlt es fast an jeder Unterlage.

Die Tuberkulosebewegung kann nur verstanden werden, wenn man die Zerlegung nach Altersklassen vornimmt. Die Tuberkulose der Säuglinge verhält sich wie eine akute Infektionskrankheit mit überaus hoher Tödlichkeit und großer Neigung, zur Allgemeinheitserkrankung zu werden. Ihr Verlauf ist ein Hinweis darauf, wie die Gattung Mensch auf den Tuberkuloseerreger reagiert haben würde ohne das Vorhandensein einer spezifischen oder unspezifischen Resistenz. Hier ist Infektion nahezu gleich Erkrankung. Die Hauptquelle ist die familiäre Infektion aus der Umgebung fortgeschritten Tuberkulöser. Daneben spielt in beträchtlichem Prozentsatz noch die Fütterungstuberkulose mit bacillenhaltiger Kuhmilch in den ersten Lebensmonaten mit. Die Höhe der epidemischen Verbreitung hängt von der Größe der Ausdehnung offener Tuberkulose von Erwachsenen ab. Unabhängig von der großen klinischen Bedeutung ist die epidemiologische Bedeutung der Erkrankung dieses Alters gering, weil hier die Krankheit fast stets das Endglied einer Infektionskette bedeutet.

Die Tuberkulose des Kleinkindalters unterscheidet sich von der des Säuglings durch die stärker differenzierte Organlokalisation, mäßige Zunahme der Fälle von Infektion ohne daran anschließende Erkrankung, die starke Abnahme der Tödlichkeit und ihre Abhängigkeit von der Organlokalisation. Die Tuberkulose des Schulkindalters ist gekennzeichnet durch das überaus starke Anwachsen der Infektionszahlen, namentlich in dichtgedrängten Massensiedlungen, bei stark ausgesprochener Neigung zu ruhender Infektion, mit einziger Ausnahme der prognostisch sehr ungünstigen käsigen Pneumonie. Aus den Erfahrungen der Fürsorgeärzte entstanden für diese Alter neue Auffassungen, nach denen die Lokalisation und mehr noch der Verlauf von der verschiedenen Infektionslage beherrscht wird, je nachdem sie einmalig und spärlich oder wiederholt und massig einsetzt. Sofort nach erreichtem Pubertätsalter steigt die Mortalität und Letalität der Tuberkulose stark an, und zwar etwas früher beim weiblichen Geschlecht.

Aus der weiten Verbreitung der ruhenden oder wenig fortschreitenden Infektion des Kindes mit ihrer mannigfachen Organlokalisation im Gegensatz zu der viel verhängnisvolleren hauptsächlich in den Lungen lokalisierten Tuberkulose des Erwachsenen hat man Schlüsse auf einen inneren Zusammenhang beider Formen im Fortschreiten des Lebens gezogen. Die ursprüngliche Lehre nahm in einfacheren Deutungen an, daß die ruhende Tuberkulose der Kinder aus verschiedenen Ursachen unspezifischer Resistenzminderung beim Erwachsenen wieder zum Aufflackern komme in der Form einer durch das zunehmende Lebensalter geänderten Organdisposition. Eine spätere bis vor kurzem unbestrittene andere Lehre ging von spezifischen Immunisierungsvorgängen aus und stützte sich auf den alten Versuch von R. Koch über das geänderte Verhalten eines tuberkulös gemachten Meerschweinchens nach einer Zweitimpfung; sie stützte sich ferner auf die unbestreitbaren Feststellungen der pathologischen Anatomen und Kliniker über unterschiedliche Befunde und Vorgänge bei primärer und sekundärer Infektion, bei endogener und exogener Superinfektion. In neuester Zeit ist ein grundlegender Umschwung eingetreten. Von vielen Seiten wurde an der Hand prognostischer Erwägungen nachdrücklich darauf hingewiesen, daß von einer letzten Endes günstigen Folge der immunisierenden Vorgänge wirklich nicht die Rede sein könne und daß an der Hand der Ergebnisse die Lehre von der Schutzwirkung des überwundenen Primärherdes epidemiologisch überhaupt nicht zu halten sei. An die Stelle der Theorie von der spezifischen Immunisierung wurde für das Sinken der Tuberkulose als Seuche die Annahme einer Auslese in sehr langen Zeiträumen gesetzt, die durch viele Generationen die Hinfälligeren im Kindesalter, schon vor der Möglichkeit der Vererbung ihrer Minderwertigkeit, ausgetilgt hätte, während die Erkrankungen im Alter der Erwachsenen auf Rechnung einer unspezifischen Durchbrechung der persönlichen Resistenz kämen. Der Gegensatz der Meinungen beruht natürlich zum Teil darauf, daß der pathologische Anatom und der Serologe unter dem Begriff der spezifischen Immunität etwas ganz anderes meinen, als der Epidemiologe. Angesichts der schwerwiegenden tatsächlichen Einwände gegen diese Immunisierungslehre wird eine Klärung angebahnt werden müssen. Denn je nach der Einstellung werden die Maßnahmen der Therapie, öffentlichen Gesundheitspflege und Gesundheitsfürsorge stark beeinflußt.

Wie auch immer die Klärung ausgehen wird, so wird der folgende Satz dadurch nicht geändert. Im Mittelpunkt aller epidemiologischen Probleme steht die Lungentuberkulose der Erwachsenen im Alter der Erwerbsfähigkeit. Auf ihre Rechnung kommen auch heute noch nach der Absterbeordnung 80% aller Tuberkulosetodesfälle beim männlichen und 70% aller Todesfälle beim weiblichen Geschlecht. Wenn in der graphischen Darstellung der Sterblichkeit nach Altersklassen vom Alter der Pubertät an die Kurve des weiblichen Geschlechts früher und stärker ansteigt, als die des männlichen, so handelt es sich nur um eine zeitliche Verschiebung, die sich später so ausgleicht, daß die Gesamtverluste bei den Frauen bis zum Lebensende geringer bleiben.

Das Übergewicht der Tuberkulose der Erwachsenen ist noch stärker bei den durch Krankheit hervorgerufenen wirtschaftlichen Verlusten. Der Anteil der Tuberkulose am gesamten Geldverlust durch Krankheitstod beträgt für alle Altersklassen zusammen 20%. Während aber der Anteil des Alters der Erwerbsfähigen am Geldverlust durch alle Krankheiten außer Tuberkulose bei 50% liegt, kommen etwa 80% aller Geldeinbußen durch Tuberkulosetod auf die Alter von 15—55 Jahren.

Die Faktoren, die auf die Schwankungen der Höhe der Tuberkulosesterblichkeit einwirken, kann man in genotypische und peristatische (phänotypische) zerlegen. Für sie alle ist charakteristisch eine ausgesprochene Variabilität für jeden einzelnen Faktor in dem Ergebnis der Reaktion der einzelnen Individuen bei Massenbeobachtung. Welchen einzelnen Faktor man auch herausgreift, so zeigt sich bei keiner einzigen Infektionskrankheit eine solche Neigung zur Streuung um den Mittelwert wie bei der Tuberkulose, wobei für den Einzelfaktor die Variationskurve auch häufig unsymmetrisch ist und bei der Kombination mehrerer wesentlicher Faktoren auch mehrgipfelige asymmetrische Variationskurven entstehen können. Da selbst bei Untersuchung des Beobachtungsmaterials auf einen einzigen herausgegriffenen Faktor stets auch unausgesprochen mehr oder weniger stark andere Faktoren mitwirken, so erklären sich an ungleich gewonnenem Beobachtungsmaterial die Widersprüche der Beobachter über die Bedeutung oder Nichtbedeutung einzelner Einflüsse, wie der erblichen Belastung, der Mitwirkung vorausgegangener Erkrankungen anderer Art usw. Den Vertretern der Lehre von dem Einfluß wirtschaftlichen Elends auf die Steigerung der Tuberkulosesterblichkeit kann z. B. nicht widerlegend vorgehalten werden, daß der Tuberkelbacillus auch vor der Wohnung der Begüterten nicht umkehrt. Im Einzelfall können alle diese Faktoren gleichgerichtet sich verstärken oder entgegengesetzt gerichtet sich abschwächen oder aufheben, so daß hier die Wahrscheinlichkeitsrechnung am Platze ist mit Ansetzung eines bestimmten Mittelwertes als Grenze der Gefahrenzone, also ein Verfahren, das zur Beurteilung der Prognose aus der Anamnese bei einem durch die Untersuchung noch festgestellten Fehlen einer Erkrankung von der Lebensversicherungsmedizin schon lange geübt wird.

Von genotypischen Faktoren hat als bedeutungsvoll die Lebensversicherungsmedizin schon längere Zeit die erbliche Belastung durch häufigere Tuberkulosetodesfälle in der Familie anerkannt. Es handelt sich hier nicht um gesteigerte Infektionen, denn die Versicherten befinden sich ja überwiegend im Alter der Erwachsenen und wurden einer Auslese unterzogen. Als wichtigster Ausdruck einer konstitutionellen Belastung mit erhöhter Tuberkulosegefahr gilt bei der Versicherung ein Mißverhältnis zwischen Körpergröße und Leibesumfang, für dessen symptomatische Bedeutung lange Zahlenreihen der Versicherungsmedizin vorliegen. Die Feststellung wurde lange nicht beachtet; seit man aber die Pykniker und Leptosomen nach ihrer Reaktion unterscheidet, hat diese Auffassung Aussicht auf größere Berücksichtigung.

Von peristatischen Einwirkungen sind besonders Wohnung, wirtschaftliche Lage, Beruf, Unterschiede von Stadt und Land seit Jahrzehnten in langen Tabellen bewertet und für Folgerungen ausgenutzt worden. Die kausalen Zusammenhänge müssen mit außerordentlich großer Kritik behandelt werden, da bei der langen Dauer der fortschreitenden, zum wirtschaftlichen Verfall führenden Erkrankung sich nicht streng auseinanderhalten läßt, wieviel bei der positiven Korrelation zwischen erhöhter Sterblichkeit und überfüllter kleiner Wohnung oder wirtschaftlicher Not Ursache und wieviel Wirkung ist. Bei gewissen Berufen tritt zudem eine Selbstauslese ein, derzufolge sich zuweilen den Berufsarten mit erhöhter Gefahr auch eine größere Zahl stärker Bedrohter zuwenden. Immerhin gibt es Berufe mit größerer oder geringerer Bedrohung, doch kombinieren sich hier wieder die Faktoren besserer oder schlechterer Verdienstmöglichkeit und günstigerer oder ungünstigerer hygienischer Umweltverhältnisse. Bei Stadt und Land bestehen auch heut noch trotz der Ausgleichung der Lebensverhältnisse Unterschiede, deren Deutung nicht einfach bleibt. Bei Wohnung, wirtschaftlicher Lage und Beruf unter Trennung nach Vorgesetztenverhältnis oder Angestelltenverhältnis gelernter und ungelernter Arbeiter haben sich in Deutschland in den allerletzten Jahren auffallende Angleichsvorgänge vollzogen, die mit der Gesamtabnahme der Endemie zugleich eine Abnahme der Unterschiede in den Bevölkerungsgruppen herbeigeführt haben. Namentlich ist die größere Belastung der industriellen Länder in starkem Rückgang. Aber in den einzelnen Gegenden Europas ist das Ausmaß der Angleichung durchaus verschieden, so daß auch hier Zurückhaltung in der Deutung nötig ist. Von den Faktoren, die eine Resistenzdurchbrechung bewirken können, kommt noch eine bestimmte Anzahl vorangegangener Erkrankungen in Betracht.

Mit der Feststellung einer ungleichen Sterblichkeit nach Beruf und wirtschaftlicher Lage ist noch sehr wenig gewonnen. Es handelt sich, wenn man eine Teilung des Materials vornimmt, fast immer um eine Kette ursächlicher Zusammenhänge, deren letztes Glied fast stets Späterkennung, verspätete und unzureichende Behandlung und Pflege, ungenügende nachgehende Fürsorge ist. Daher soll man die Hoffnung auf Erfolg nicht nur in der Bekämpfung von Armut und Wohnungsnot, die an sich selbstverständlich notwendig ist, sondern zunächst dringlich in der Verallgemeinerung von Früherkennung, Frühbehandlung und nachgehender Fürsorge suchen.

Zu denjenigen Eigenheiten der Tuberkulose, die einer sehr starken Variationskurve unterliegen, gehört auch die viel untersuchte *Dauer* der Krankheit, die heute vom Beginn der Diagnose im Mittel auf 3—4 Jahre angenommen wird, während zahlreiche Fälle schon in wenigen Monaten vom Beginn an zum Tode kommen, viele andere durch Jahre und Jahrzehnte leben. Die Variationskurve ist sehr konstant, sie ist eine nach links verschobene, steilansteigende, asymmetrische Kurve, die vom Höhepunkt erst sehr steil, dann in lang hingezogener Kurve abfällt. Auch heute noch sterben von den von der Erkrankung befallenen Erwerbstätigen nahezu 70% binnen 3 Jahren.

Für die Gründe des Auftretens der Tuberkulose als Epidemie hat uns die steile Erhebung während der Kriegsjahre 1917—1919 einen unfreiwilligen, aber sehr lehrreichen Aufschluß gegeben. Von den drei in Betracht kommenden Ursachen, der schweren Influenza, dem harten Winter bei wirtschaftlichen Schwierigkeiten, Kleider- und Kohlenmangel und starker Nahrungsmittelnot gebührt der letzteren der Hauptanteil. Die wichtigste Feststellung aber ist die, daß bei der Tuberkulose, einer in ihren kleineren Schwankungen recht schwer zu beeinflussenden Endemie, so jähe Erhebungen nur dann möglich werden, wenn die schädigenden Ursachen als weit ausgedehnte Masseneinwirkungen zur Geltung kommen. Der Schluß liegt nahe, daß auch Senkungen der Kurve nur zu erwarten sind, wenn ihre Ursachen sich auf einen sehr großen Bruchteil der Bevölkerung erstrecken.

Die außerordentlich starke Abnahme der Tuberkulosesterblichkeit in allen Kulturländern etwa seit 1890—1900 ist eine sehr beachtenswerte, in ihrer Stärke und Stetigkeit ohne Vorbild seit Bestehen einer medizinischen Statistik dastehende Erscheinung. Man führt sie in der letzten Zeit häufig mit Nachdruck auf die Besserung der hygienischen Kultur zurück. Es ist dies vorläufig nicht viel mehr als ein in eine neue Form gefaßter beschreibender Ausdruck für die beobachteten Tatsachen, keine Erklärung, und ist nur die Umkehr des Satzes, daß schlechtere wirtschaftliche Lage mit einer erhöhten Tuberkulosesterblichkeit einhergeht. Auch hier in der Umkehr bedarf es der Zerlegung des Materials und der Beachtung der Wirkung des letzten Kettengliedes, nämlich der Steigerung des ärztlichen Könnens in der Frühdiagnose und Frühbehandlung und der Massenausdehnung der Fortschritte der Diagnose, Therapie und Fürsorge, die früher nur den Begüterten zugänglich waren, auf alle Schichten der Bevölkerung.

Damit ist auch der Therapie und Prophylaxe im Kampf gegen die Tuberkulose ihre überlegene Aufgabe zuerkannt. Nur muß man den Begriff von

Heilung und Vorbeugung nicht dogmatisch auffassen und muß beide als zusammenhängend und in Wechselwirkung stehend gelten lassen. Die Grenzen sind bei der Tuberkulose umso weniger scharf, als gerade bei ihr die Vorbeugung nicht nur die Morbidität, d. h. den Übergang von der Infektion zur fortschreitenden Krankheit, sondern auch die Letalität, d. h. den Ausgang günstig beeinflussen kann und als die interne und chirurgische Therapie durch Herabsetzung der Infektionsquellen in die Lage kommen könnte, die Zahl der Ansteckungen zu mindern. Im Kampfe gegen die Tuberkulose darf sich daher der Arzt und Hygieniker nicht die Führung aus der Hand nehmen lassen.

Es wäre verlockend vom Standpunkt weiter Sicht und von weltgeschichtlicher Warte aus die Jahrtausende alte Symbiose des in seiner uns bekannten und gefährlichen Form ausschließlich auf den Säugetierorganismus angewiesenen Tuberkelbazillus mit dem in seiner hygienischen Kultur stetig fortschreitenden Geschlecht der Menschen zu betrachten. Es würden sich möglicherweise in solchem geschichtlichen Betrachten Gleichgewichtsschwankungen der Kultur um einen stetig sich erhöhenden mittleren Durchschnittswert ergeben, herbeigeführt durch wirtschaftliche und politische Not oder Besserung und diese Schwankungen würden dann zugleich die Gleichgewichtslage zu Gunsten oder Ungunsten des Tuberkelbacillus bei der Symbiose verschieben. Wer die wichtigen und folgenschweren Feststellungen der angewandten Pflanzenökologie kennt, würde in kühner Phantasie sofort auch an Selbststeuerungen denken, weil der Tuberkelbacillus, sobald er ein Übergewicht erhält, dann durch gesteigerte Dezimierung seiner einzelnen Wirte den eigenen Ernährungsspielraum minderte. Und weitausschauende Zukunftsprognosen liegen nahe. Der Physiker PLANK hat in seiner großen erkenntnistheoretischen Rede über Positivismus und reale Außenwelt, die er am 12. November 1930 in der Kaiser-Wilhelm-Akademie hielt, sein Sonderfach für das exakteste Fach der Naturwissenschaften erklärt. Er hat aber für den Physiker, sobald er sich mit den Erscheinungen nicht in Widerspruch setzt, das Recht nicht nur auf Hypothesen, sondern auf die Mitarbeit der Phantasie beansprucht, der schon viele große Fortschritte der Physik zu danken gewesen seien. Gerade weil ich über Gaben der Phantasie verfüge, habe ich es dennoch vorgezogen, streng sachlich und kritisch auf dem Boden erweisbarer Zusammenhänge zu beharren.

Literaturverzeichnis.

ANDVORD, K.: Der Verlauf der Tuberkulose durch Generationen. Beitr. Klin. Tbk. **75**, H. 5/6. — ASCHENHEIM: Z. Gesdh.verw. u. Fürs. **1930**, H. 1/2. — ASCHOFF, L.: 1. Vorträge über Pathologie. Jena: Gustav Fischer 1925. 2. Klin. Wschr. **1922**, Nr 34.

BARNES: Ann. Rev. Tbc. **70**. — BERGHAUS (1): Tbk. **59**, H. 6. (2): Arch. soz. Hyg. u. Gsdh.fürs. 1930. — BRÄUNING (1): Z. Tbk. **1930**, 10. (2): Das rechtzeitige Auffinden der Tuberkulösen. Die Tuberkulosebekämpfung vor neuen Aufgaben und Problemen. Erg. ges. Tbk.forschg **1** (1930). (3): Das rechtzeitige Auffinden der Tuberkulösen usw. Erg. ges. Tbk.forschg **2** (1930).

CLAUBERG: Klin. Wschr. **1930**, Nr 44.

DICKEY u. SEITZ: Amer. Rev. Tbk., Jan. **1931**.

FEILENDORF: Wien. klin. Wschr. **1930**, Nr 43. — FREUDENBERG: Ärzteblatt **1930**, Nr 18. FREUDENBERG, K. (1): Z. Hyg. **103**. (2): Z. Vers. wiss. **1930**. — FREUDENBERG u. HEYMANN: Morbidität und Mortalität der Bergleute im Ruhrgebiet, 1925.

GEISSLER: Ref. Tbk. kongr. Wildbad. Beitr. klin. Tbk. **1928**; Z. Tbk. **57**, H. 3 (1930). — GILL: London: Baillère, Tindall & Co. 1928. — GOLDMANN u. G. WOLFF: Die Tuberkulose bei alten Leuten. Klin. Wschr. **1924**, Nr 38. — GOTSCHLICH: Naturwiss. **1928**, Nr 45/47. — GOTTSTEIN (1): Z. Versich.wiss. 1907. (2): Die Kontagiosität der Diphtherie. Berl. klin. Wschr. **1893**. (3): Münch. med. Wschr. **1901**, Nr 41. (4) Med. Reform **1905**, Nr 12. (5): **4.** internat. Kongr. Versich.med. Berlin **1906**.(6): Rechnende Epidemiologie, WEICHARDS Ergebnisse: der Hygiene, Berlin: Julius Springer 1929. (7): Klin. Wschr. **1922**, Nr 12. — GRASS: Was lehrt uns die Altersverteilung der offenen Lungentuberkulose und ihrer Ausgänge in Tod und Heilung? Beitr. Klin. Tbk. **74**, H. 1/2. — GREENWOOD u. G. WOLFF: Einige methodologisch wichtige Studien zur Epidemiologie der Tuberkulose. Z. Tbk. **1928**.

HARMS u. GRÜNEWALD: Beitr. Klin. Tbk. **76**, H. 2/3. — HOLST, NIKOLAISEN u.USTVEDT: Arch. Klin. Med. **68** (1907).

KANTOROWITZ: Erg. soz. Hyg. u. Gesdt.fürs. **2** (1930). — KISSKALT (1): Handbuch der pathogenen Mikroorganismen, 3. Aufl., Bd. 3, S. 732. (2): Z. Hyg. **78** (1914). — (3): Z. Hyg. **93** (1921). (4): Allgemeine Epidemiologie in „Handbuch der pathogenen Mikroorganismen, 3. Aufl. 1927. (5): Forschgn u. Fortschr., Juni **1927**. — KÖLSCH: Handbuch der sozialen Hygiene, Bd. 2.

LANGE, LUDWIG: Klin. Wschr. **1930**, Nr 21. — LYDTIN: Klin. Wschr. **1930**, Nr 49.

MISES: v. Festrede an der Berliner Universität anläßlich der Stiftungsfeier. Naturwiss. **1930**, Nr 43.

NEUFELD: Z. Hyg. **103**, H. 7 (1924). — NEWSHOLME: An inquiry into the principal causes of the reduction in the death from tuberkulose. J. of Hyg. **1906**.

PAGEL: Die Krankheitskurve der Phthise in den Phasen ihrer geschichtlichen Entwickelung. Beitr. Klin. Tbk. **66**, H. 1/2. — PELLER: Z. Hyg. **90** (1920). — PFAUNDLER (1): Über Syntropie von Krankheitszuständen. Z. Kinderheilk. **30**, H. 1/2 (1921). — (2): Bekämpfung der Ansteckung in Kinderanstalten. Berlin: Julius Springer 1931. — PRINGLE: Brit. Journ. Tbc. **1923**. — PRINZING: Arch. Rassenbiol. **1911**.

REDEKER: Gekürzt zit. nach BEHRENDT, Prognose der Kindertuberkulose. Erg. ges. Tbk.forschg **2**, 931. — ROESLE (1): Arch. Schiffs- u. Tropenhyg. **1929**, Beih. 33. (3): Münch. med. Wsch. **1930**, 7.

SCHIFF, E.: Biologie der Person von BRUKSCH und F. H. LEVY, Berlin 1926. — SCHWIENING: Mil.ärztl. Z. **1906**. — SOBSAGAVIC: Ref. Zbl.ges. Tbk.forschg **29**, H. 7/8 (1928). — SZOLNOKI: Warum ist das Pflanzenwachstum begrenzt? Naturwiss. **1930**, Nr 52.

VOLLRATH: Beitr. klin. Tbk. **47**, H. 2 (1921).

WEINBERG: Arch. soz. Hyg. u. Gsdh.fürs. **6** (1910). — WEISSFEILER: Z. Tbk. **55**, H. 2/3 (1930); **59**, H. 2/3 (1930). — WILHELMI: Erg. Hyg. **7** (1925). — WINKLER: Z. Tbk. **22**, 1914. — WOYTINSKY: Die öffentliche Gesundheitspflege in Zahlen. Erg. soz. Hyg. u. Gesdh.fürs. **1** (1929). — WOLFF, GEORG (1): Der Gang der Tuberkulosesterblichkeit und die Industrialisierung Europas. Tbk.bibl. Nr 23. Leipzig: Joh. Ambros. Barth 1926. (2): Klin. Wschr. **1930**, Nr 38. — WÜRZBURG: Über den Einfluß des Alters und Geschlechts auf die Statistik der Lungentuberkulose. Mitt. Reichs-Gesdh.amt **2** (1884).

ZADEK, J. (1): Arch. soz. Hyg. **5**, 4 (1930). — (2): Über die Ursachen des Rückgangs der Tuberkulosesterblichkeit in den Kulturstaaten. Z. Tbk. **1930**. — ZWINGGI: Bl. Versich. math. **2**, H. 1.